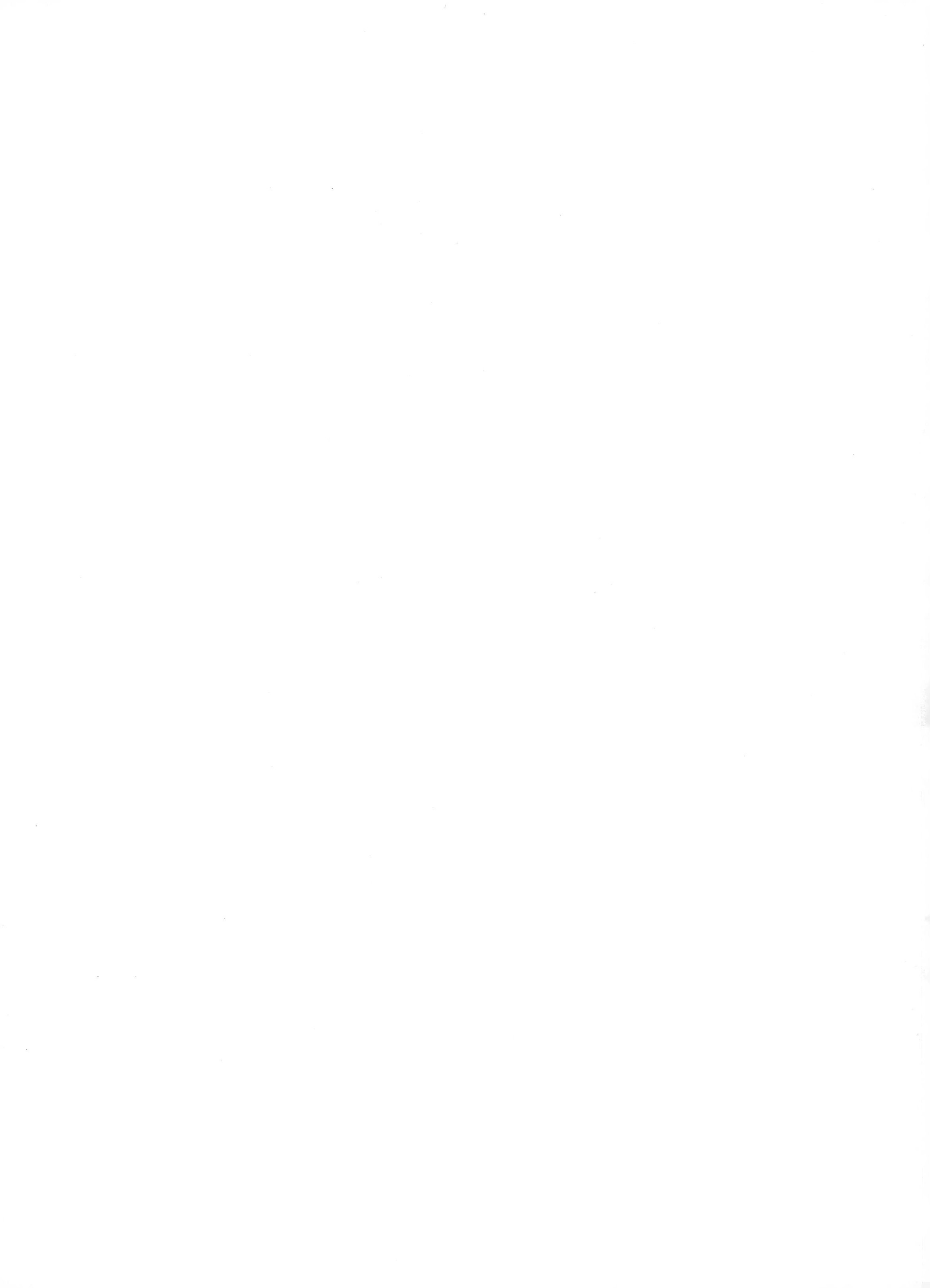

《蘇州全書》編纂出版委員會 編

·温熱朗照

蘇州全書

甲編

蘇州大學出版社
古吴軒出版社

圖書在版編目(CIP)數據

温熱朗照 / (清)繆遵義纂述 ; (清)繆淞校録 . -- 蘇州 : 蘇州大學出版社 : 古吴軒出版社 , 2022.12
(蘇州全書)
ISBN 978-7-5672-4205-0

Ⅰ. ①温… Ⅱ. ①繆… ②繆… Ⅲ. ①温病學説 Ⅳ. ① R254.2

中國版本圖書館 CIP 數據核字(2022)第 244710 號

責任編輯 劉 冉
裝幀設計 周 晨 李 璇
責任校對 楊 柳

書　　名 温熱朗照
纂　　述 〔清〕繆遵義
校　　録 〔清〕繆 淞
出版發行 蘇州大學出版社
地址：蘇州市十梓街1號　電話：0512-67480030
古吴軒出版社
地址：蘇州市八達街118號蘇州新聞大厦30F　電話：0512-65233679
印　　刷 常州市金壇古籍印刷廠有限公司
開　　本 889 × 1194 1/16
印　　張 44
版　　次 2022 年 12 月第 1 版
印　　次 2022 年 12 月第 1 次印刷
書　　號 ISBN 978-7-5672-4205-0
定　　價 360.00 元

《蘇州全書》編纂工程

總主編

曹路寶　吳慶文

學術顧問

（按姓名筆畫爲序）

王　芳　王　宏　王　堯　王　鍔　王紅蕾　王華寶　王爲松　王衛平
王餘光　王鍾陵　朱棟霖　朱誠如　任　平　全　勤　江慶柏　江澄波
汝　信　阮儀三　杜澤遜　李　捷　吳　格　吳永發　何建明　言恭達
沈坤榮　沈燮元　武秀成　范小青　范金民　茅家琦　周　秦　周少川
周國林　周勛初　周新國　胡可先　胡曉明　姜　濤　姜小青　韋　力
姚伯岳　馬亞中　袁行霈　華人德　莫礪鋒　徐　俊　徐　海　徐　雁
徐惠泉　徐興無　唐力行　陸振嶽　陸儉明　陳子善　陳正宏　陳尚君
陳紅彦　陳廣宏　黄愛平　黄顯功　崔之清　張乃格　張志清　張伯偉
張海鵬　葉繼元　葛劍雄　單霽翔　程章燦　程毅中　喬治忠　鄔書林
賀雲翱　詹福瑞　趙生群　廖可斌　熊月之　樊和平　劉　石　劉躍進
閻曉宏　錢小萍　戴　逸　韓天衡　嚴佐之　顧　犇

《蘇州全書》編纂出版委員會

前言

中華文明源遠流長，文獻典籍浩如烟海。這些世代累積傳承的文獻典籍，是中華民族生生不息的文脉和根基。蘇州作爲首批國家歷史文化名城，素有『人間天堂』之美譽。自古以來，這裏的人民憑藉勤勞和才智，創造了極爲豐厚的物質財富和精神文化財富，使蘇州不僅成爲令人嚮往的『魚米之鄉』，更是實至名歸的『文獻之邦』，爲中華文明的傳承和發展作出了重要貢獻。

蘇州被稱爲『文獻之邦』由來已久，早在南宋時期，就有『吳門文獻之邦』的記載。宋代朱熹云：『文，典籍也；獻，賢也。』蘇州文獻之邦的地位，是歷代先賢積學修養、劬勤著述的結果。明人歸有光《送王汝康會試序》云：『吳爲人材淵藪，文字之盛，甲於天下。』朱希周《長洲縣重修儒學記》亦云：『吳中素稱文獻之邦，蓋子游之遺風在焉，士之嚮學，固其所也。』《江蘇藝文志·蘇州卷》收録自先秦至民國蘇州作者一萬餘人，著述達三萬二千餘種，均占江蘇全省三分之一强。古往今來，蘇州曾引來無數文人墨客駐足流連，留下了大量與蘇州相關的文獻。時至今日，蘇州仍有約百萬册的古籍留存，入選『國家珍貴古籍名録』的善本已達三百一十九種，位居全國同類城市前列。其中的蘇州鄉邦文獻，歷宋元明清，涵經史子集，寫本刻本，交相輝映。此外，散見於海内外公私藏家的蘇州文獻更是不可勝數。它們載録了數千年傳統文化的精華，也見證了蘇州曾經作爲中國文化中心城市的輝煌。

蘇州文獻之盛得益於崇文重教的社會風尚。春秋時代，常熟人言偃就北上問學，成爲孔子唯一的南方弟子。歸來之後，言偃講學授道，文開吳會，道啓東南，被後人尊爲『南方夫子』。西漢時期，蘇州人朱買臣負薪讀書，穹窿山中至今留有其『讀書臺』遺迹。兩晉六朝，以『顧陸朱張』爲代表的吴郡四姓涌現出大批文士，在不少學科領域都貢獻卓著。及至隋唐，蘇州大儒輩出，《隋書·儒林傳》十四人入傳，其中籍貫吴郡者二人；《舊唐書·儒學傳》三十四人入正傳，其中籍貫吴郡（蘇州）者五人。文風之盛可見一斑。北宋時期，范仲淹在家鄉蘇州首創州學，並延名師胡瑗等人教授生徒，此後縣學、書院、社學、義學等不斷興建，蘇州文化教育日益發展。故明人徐有貞云：『論者謂吾蘇也，郡甲天下之郡，學甲天下之學，人才甲天下之人才，偉哉！』在科舉考試方面，蘇州以鼎甲萃集爲世人矚目，清初汪琬曾自豪地將狀元稱爲蘇州的土産之一，有清一代蘇州狀元多達二十六位，占全國的近四分之一，由此而被譽爲『狀元之鄉』。近現代以來，蘇州在全國較早開辦新學，發展現代教育，涌現出顧頡剛、葉聖陶、費孝通等一批大師巨匠。中華人民共和國成立後，社會主義文化教育事業蓬勃發展，蘇州英才輩出，人文昌盛，文獻著述之富更勝於前。

蘇州文獻之盛受益於藏書文化的發達。蘇州藏書之風舉世聞名，千百年來盛行不衰，具有傳承歷史長、收藏品質高、學術貢獻大的特點，無論是卷帙浩繁的圖書還是各具特色的藏書樓，以及延綿不絕的藏書傳統，都成爲中華文化重要的組成部分。據統計，蘇州歷代藏書家的總數，高居全國城市之首。南朝時期，蘇州就出現了藏書家陸澄，藏書多達萬餘卷。明清兩代，蘇州藏書鼎盛，絳雲樓、汲古閣、傳是樓、百宋一廛、藝芸書舍、鐵琴銅劍樓、過雲樓等藏書樓譽滿海内外，彙聚了大量的珍貴文獻，對古代典籍的收藏保護厥功至偉，亦於文獻校勘、整理裨益甚巨。《舊唐書》自宋至明四百多年間已難以考覓，直至明嘉靖十七年（一五三八），聞人詮在蘇州爲官，搜討舊籍，方從吴縣王延喆家得《舊唐書》『紀』和『志』部分，從長洲張汴家得《舊唐書》『列傳』部分，『遺籍俱出宋時模板，旬月之間，二美璧合』，于是在蘇州府學中槧刊，《舊唐書》自此得以彙而成帙，復行於世。清代嘉道年間，蘇州黄丕烈和顧廣圻均爲當時藏書名家，且善校書，『黄跋顧校』在中國文獻史上影響深遠。

蘇州文獻之盛也獲益於刻書業的繁榮。蘇州是我國刻書業的發祥地之一，早在宋代，蘇州的刻書業已經發展到了相當高的水平，至今流傳的杜甫、李白、韋應物等文學大家的詩文集均以宋代蘇州官刻本爲祖本。宋元之際，蘇州磧砂延聖院還主持刊刻了中國佛教史上著名的《磧砂藏》。明清時期，蘇州成爲全國的刻書中心，所刻典籍以精善享譽四海，明人胡應麟有言：『凡刻之地有三，吴也、越也、閩也。』他認爲『其精，吴爲最』，『其直重，吴爲最』。又云：『余所見當今刻本，蘇常爲上，金陵次之，杭又次之。』清人金埴論及刻書，仍以胡氏所言三地爲主，則謂『吴門爲上，西泠次之，白門爲下』。明代私家刻書最多的汲古閣、清代坊間刻書最多的掃葉山房均爲蘇州人創辦，晚清時期頗有影響的江蘇官書局也設於蘇州。據清人朱彝尊記述，汲古閣主人毛晉『力搜秘册，經史而外，百家九流，下至傳奇小説，廣爲鏤版，由是毛氏鋟本走天下』。由於書坊衆多，蘇州還産生了書坊業的行會組織崇德公所。明清時期，蘇州刻書數量龐大，品質最優，裝幀最爲精良，爲世所公認，國内其他地區不少刊本也都冠以『姑蘇原本』，其傳播遠及海外。

蘇州傳世文獻既積澱着深厚的歷史文化底藴，又具有穿越時空的永恒魅力。從范仲淹的『先天下之憂而憂，後天下之樂而樂』，到顧炎武的『天下興亡，匹夫有責』，這種胸懷天下的家國情懷，早已成爲中華民族精神的重要組成部分，傳世留芳，激勵後人。南朝顧野王的《玉篇》，隋唐陸德明的《經典釋文》、陸淳的《春秋集傳纂例》等均以實證明辨著稱，對後世影響深遠。明清時期，馮夢龍的《喻世明言》《警世通言》《醒世恒言》，在中國文學史上掀起市民文學的熱潮，具有開創之功。吴有性的《温疫論》、葉桂的《温熱論》，開温病學研究之先河。蘇州文獻中蘊含的求真求實的嚴謹學風、勇開風氣之先的創新精神，已經成爲一種文化基因，融入了蘇州城市的血脉。不少蘇州文獻仍具有鮮明的現實意義。明代費信的《星槎勝覽》，是記載歷史上中國和海上絲綢之路相關國家交往的重要文獻。鄭若曾的《籌海圖編》和徐葆光的《中山傳信録》，爲釣魚島及其附屬島嶼屬於中國固有領土提供了有力證據。魏良輔的《南詞引正》、嚴澂的《松絃館琴譜》、計成的《園冶》，分别是崑曲、古琴及園林營造的標志性成果，這些藝術形式如今得以名列世界文化遺産，與上述名著的嘉惠滋養密不可分。

維桑與梓，必恭敬止；文獻流傳，後生之責。蘇州先賢向有重視鄉邦文獻整理保護的傳統。方志編修方面，范成大《吴郡志》爲方志創體，其後名志迭出，蘇州府縣志、鄉鎮志、山水志、寺觀志、人物志等數量龐大，構成相對完備的志書系統。地方總集方面，南宋鄭虎臣輯《吴都文粹》、明錢穀輯《吴都文粹續集》、清顧沅輯《吴郡文編》先後相繼，收羅宏富，皇皇可觀。常熟、太倉、崑山、吴江諸邑，周莊、支塘、木瀆、甪直、沙溪、平望、盛澤等鎮，均有地方總集之編。及至近現代，丁祖蔭彙輯《虞山叢刻》《虞陽説苑》，柳亞子等組織『吴江文獻保存會』，爲搜集鄉邦文獻不遺餘力。江蘇省立蘇州圖書館於一九三七年二月舉行的『吴中文獻展覽會』規模空前，展品達四千多件，並彙編出版吴中文獻叢書。然而，由於時代滄桑，圖書保藏不易，蘇州鄉邦文獻中『有目無書』者不在少數。同時，囿於多重因素，蘇州尚未開展過整體性、系統性的文獻整理編纂工作，許多文獻典籍仍處於塵封或散落狀態，没有得到應有的保護與利用，不免令人引以爲憾。

進入新時代，黨和國家大力推動中華優秀傳統文化的創造性轉化和創新性發展。習近平總書記强調，要讓收藏在博物館裏的文物、陳列在廣闊大地上的遺産、書寫在古籍裏的文字都活起來。二〇二二年四月，中共中央辦公廳、國務院辦公廳印發《關於推進新時代古籍工作的意見》，確定了新時代古籍工作的目標方向和主要任務，其中明確要求『加强傳世文獻系統性整理出版』。盛世修典，賡續文脉，蘇州文獻典籍整理編纂正逢其時。二〇二二年七月，中共蘇州市委、蘇州市人民政府作出編纂《蘇州全書》的重大決策，擬通過持續不斷努力，全面系統整理蘇州傳世典籍，着力開拓研究江南歷史文化，編纂出版大型文獻叢書，同步建設全文數據庫及共享平臺，將其打造爲彰顯蘇州優秀傳統文化精神的新陣地，傳承蘇州文明的新標識，展示蘇州形象的新窗口。

『睹喬木而思故家，考文獻而愛舊邦。』編纂出版《蘇州全書》，是蘇州前所未有的大規模文獻整理工程，是不負先賢、澤惠後世的文化盛事。希望藉此系統保存蘇州歷史記憶，讓散落在海内外的蘇州文獻得到挖掘利用，讓珍稀典籍化身千百，成爲認識和瞭解蘇州發展變遷的津梁，並使其中藴含的積極精神得到傳承弘揚。

觀照歷史，明鑒未來。我們沿着來自歷史的川流，承荷各方的期待，自應負起使命，砥礪前行，至誠奉獻，讓文化薪火代代相傳，並在守正創新中發揚光大，爲推進文化自信自强、豐富中國式現代化文化内涵貢獻蘇州力量。

《蘇州全書》編纂出版委員會

二〇二二年十二月

凡例

一、《蘇州全書》(以下簡稱『全書』)旨在全面系統收集整理和保護利用蘇州地方文獻典籍，傳播弘揚蘇州歷史文化，推動中華優秀傳統文化傳承發展。

二、全書收録文獻地域範圍依據蘇州市現有行政區劃，包含蘇州市各區及張家港市、常熟市、太倉市、崑山市。

三、全書着重收録歷代蘇州籍作者的代表性著述，同時適當收録流寓蘇州的人物著述，以及其他以蘇州爲研究對象的專門著述。

四、全書按收録文獻内容分甲、乙、丙三編。每編酌分細類，按類編排。

(一)甲編收録一九一一年及以前的著述。一九一二年至一九四九年間具有傳統裝幀形式的文獻，亦收入此編。按經、史、子、集四部分類編排。

(二)乙編收録一九一二年至二〇二一年間的著述。按哲學社會科學、自然科學、綜合三類編排。

(三)丙編收録就蘇州特定選題而研究編著的原創書籍。按專題研究、文獻輯編、書目整理三類編排。

五、全書出版形式分影印、排印兩種。甲編書籍全部采用繁體豎排；乙編影印類書籍，字體版式與原書一致；乙編排印類書籍和丙編書籍，均采用簡體横排。

六、全書影印文獻每種均撰寫提要或出版説明一篇，介紹作者生平、文獻内容、版本源流、文獻價值等情況。影印底本原有批校、題跋、印鑒等，均予保留。底本有漫漶不清或缺頁者，酌情予以配補。

七、全書所收文獻根據篇幅編排分册，篇幅適中者單獨成册，篇幅較大者分爲序號相連的若干册，篇幅較小者按類型相近原則數種合編一册。數種文獻合編一册以及一種文獻分成若干册的，頁碼均連排。各册按所在各編下屬細類及全書編目順序編排序號。

温熱朗照

〔清〕繆遵義 纂述 〔清〕繆淞 校録

據蘇州圖書館藏繆遵義侄孫繆淞手鈔本影印。

提要

《温熱朗照》八卷，清繆遵義纂。

繆遵義（一七一〇—一七九三），字方彦，號宜亭，又號松心居士。清吴縣人。乾隆二年（一七三七）進士，以知縣用。因母患異疾，遂潛心岐黄，母病愈而醫道精，遂以醫爲業。與葉桂、薛雪齊名，稱『吴中三家』。診餘筆耕不輟，著有《繆宜亭醫案》《辨脈法》等。

温熱之病，爲歷代醫家所重，爭議亦多，迨至清代，證治理論方臻完備。《温熱朗照》上溯《内經》《傷寒》，下及時人諸論，彙集清中期及之前温熱相關著作，爲清中期温病學發展之重要總結。

《温熱朗照》共八卷，卷一引《内經》《傷寒論》原文及各家言論，尤尊喻嘉言所著三大例，稱引喻氏糾王叔和之謬，發明《内經》温證大旨，實暗室一炬，爲仲景之功臣。繆氏旁徵博采，强調古今同理，古經已有温熱之論，發先聖精微之藴，爲後學解惑破執。卷二至卷五集録喻嘉言《尚論篇》中所涉温熱内容，以『冬傷於寒，春必病温』『冬不藏精，春必病温』『冬傷於寒又兼冬不藏精，春月同時發病』列爲温熱三綱，並輯録相關資料，闡發温熱病診治綱領。卷六主論暑病，彙集張鳳逵、李東垣、朱丹溪、方古庵、王安道、張石頑、周禹載諸家暑熱之説，案論頗爲精詳。卷七、卷八以瘟疫爲主題，節選吴有性《温疫論》，辨濕温、瘟疫之異同，詳濕温、瘟疫之證治。

繆氏認爲，病機不可執一，妙在臨症化裁，遂於書中多附醫案驗方，以廣見識。此書以纂述前人論述爲主，亦穿插大量繆氏個人按語，闡發其對温熱病診治之經驗與創見，對温熱病診治研究，極具參考價值。

《温熱朗照》問世後，秘藏於家，傳本甚尠。蘇州圖書館藏本爲繆遵義侄孫繆淞手鈔，淵源有自，爲目前所知最完備版本，最爲珍貴，本次影印即以此本爲底本。原書高二十四・二厘米，廣十三・三厘米。

温熱朗照　一之二

疏鈔金鎞盧子繇著
名醫類案江篁南著
金匱衍義趙以德著
醫說按滑伯仁著
觀舌心法
孫地口訣
盛啓東醫林黃治
張隱菴註金匱要略
劉宗厚玉機微義

傷寒條辨方中行著
傷寒六書陶節菴著
衛生寶鑑羅謙甫著又著製葯秘旨
潔古要略
成無已傷寒註解　○明理論
朱奉議活人書
傷寒六經証辨
傷寒內外編呂滄洲著
陳長卿傷寒五法

温熱朗照序

聖王御宇太和翔洽氏無夭札物鮮疵癘熙熙皞皞咸登仁壽之域其或陰陽愆和寒暑失序有氣未至而至者氣既至而太過者人生其間起居不時飲食不節邪乘虛入或隨感而即病或過時而竊發所謂時行之疾無歲不有其得之者非必人人而盡然至於大疫流行則連床共榻沿門闔境互相傳染疾病既相連屬死亡亦且枕籍此生人之大劫醫治之不容緩也義博覽方書周氏禹載以温熱分為兩門張氏石頑揔為温熱例喻氏論温立三大例是真闢天地未有之奇救斯人之夭枉愚據内經所論謂熱病

為傷寒之類則一熱字可以該温病且張氏曾以温熱揔為一条則暑疫二門似可分隸於温熱之下而大意以喻氏三大例為主祇以年来酬應日煩刻無寧晷未遑纂定歲丙午友人請竟其事義以晨夕之暇手録成帙名之曰温熱朗照遵石頑先生之例也雖未敢定為成書但思人身疾病猝乘猶如地水風火卒来莫禦茍得此奉為指南变化生心何殊濟世慈航扶危定傾乎吾願世之從事於醫者潛心叅究投劑之下使二豎潛蹤三虫遁跡仁心仁術功侔造化爕理陰陽其在斯乎其在斯乎是所望也

乾隆五十一年歲次丙午三月吴趋繆遵義識時年七十有七

温熱朗照卷之一目録

吴趋宜亭繆遵義纂述　　姪孫淞校録

會講温証正名辨脈之要一段第五會語録
會講論温古今粹美同堂恱樂一條第六會語録
程郊倩論温
程扶生論温
張令韶論温

温热朗照卷之一

西昌喻昌嘉言著

芳田繆淞手録

論春温大意並辨叔和四變之妄

春温之病。内經云。冬傷於寒。春必病温。又云冬不藏精。春必病温。此論温之大原也。傷寒論云。太陽病。發熱而渴。不惡寒者。為温病。若發汗已。身灼熱者。名曰風温。風温為病。脈陰陽俱浮。自汗出。身重多眠睡。鼻息必鼾。語言難出。若被下者。小便不利。直視失溲。若被火者。微發黄色。劇則如驚癇。時瘈瘲。若火熏之。一逆尚引日。再逆促命期。此論温成之大勢也。仲聖以冬不藏精之温。名曰風

四變之妄

卷一

温。其脈陰陽俱浮。正謂少陰腎與太陽膀胱。一臟一腑。同時病發。所以其脈俱浮也。發汗後身及灼熱。自汗出。身重多眠睡。鼻息必鼾。語言難出。一一盡顯。少陰本證。則不可復從太陽為治。況脈浮自汗。更加汗之。醫殺之也。所以風温証斷不可汗。即誤下誤火。亦經氣傷而陰精盡。皆為醫促其亡。而一逆再逆。促命期矣。於此見東海西海。心同理同。先聖後聖。其揆一也。後人不察。惜其有論無方。詎知森森治法。全備于太陽少陰諸經乎。晉王叔和不究仲聖精微之蘊。栽風種電。為不根之談。妄立温瘧風温温毒温疫四變。不思時發時止為瘧。瘧非外感之正病也。春木主風而氣温。風温即是温瘧之别（本）名也。久病不解。其熱邪熾盛。是為温毒。温毒亦病中之病也。至温疫則另加一氣。乃温氣而兼濕氣。又非温症之常矣。今且先辨温瘧正冬不藏精之候。但其感邪本輕。故止成瘧耳。黄帝問温瘧舍於何藏。岐伯對曰。温瘧得之冬中于寒。寒氣藏于骨髓之中。至春則陽氣大發。邪氣不能自出。因遇大暑。腦髓爍。肌肉消。腠理發泄。或有所用力。邪氣與汗皆出。此病藏于腎。其氣先從内出之於外也。如是者陰虛陽盛。陽盛則熱矣。衰則氣復反入。入則陽虛。陽虛則寒矣。故先熱而後寒。名曰温瘧。此可見温瘧為冬不藏精。故寒邪得以入腎。又可見温瘧遇温尚不易發。必大暑大汗。

四變之妄　卷一

始發之也。叔和反以重感于寒之說。豈其不讀內經乎。今且再辨風溫。春月時令本溫。且值風木用事。風溫二字。自不得分之為兩。凡病溫者。悉為風溫。即如初春地氣未升。無濕溫熱之可言也。時令和煦。無溫疫之可言也。其所以主病之故。全係乎風。試觀仲景於冬月正病。以寒統之。則春月正病。定當以風統之矣。夫風無定體。在八方。則從八方。在四時。則從四時。春之風溫。夏之風熱。秋之風涼。冬之風寒。自然之道也。叔和因仲景論溫條中。重挈風溫。故為另是一病。不知仲景於溫證中。特出手眼。致其丁寧。見冬不藏精之人。兩腎間先已習習風生。得外風感召而病發。必全具少陰之証。故於温字上加一風字以別太陽之温耳。炸和妄擬重感重變。乃至後人作賦云。風温濕温。予發正汗則危惡難醫。又云因知風温不休。當用漢防已。隔靴搔痒。於本來之面目安在哉。今且再辨温毒。夫温証中之有温毒。一如傷寒証之有陽毒陰毒也。傷寒不以寒毒另為一証。則温病何得以温毒更立一名耶。況温毒復有陰陽之辨。太陽温証。病久不解。結成陽毒。少陰温病。病久不解。結成陰毒。炸和不知風温為陰邪。故但知温毒為陽毒。以致後人。習用黑膏。紫雪。陰毒。當之。悞於鋒刃。其階厲至今未已耳。其温疫一証另辨致詳。

四變之妄　卷一

周禹載論曰。喻嘉言尚論篇。闡發仲聖傷寒論殊暢也。然皆粉本中行方先生者也。其醫門法律。闡論金匱要略殊貫也。又皆粉本以德趙先生者也。其尚論溫病特會內經之旨。以發仲聖不宣之祕。且謂仲聖略于治溫。而法度錯出于治傷寒中。因內經云。冬傷于寒。春必病溫。此一大例也。冬不藏精。春必病溫。此一大例也。既冬傷于寒。又冬不藏精。至春月同時病發。此一大例也。奉此三例。以論溫証而詳其治。然後与仲聖三陽三陰之例。先後合符。蓋冬傷于寒。邪藏肌膚。即邪中三陽之謂也。冬不藏精。邪入陰藏。即邪中三陰之謂也。嘉言之論如此。殊不知溫病無陰陽之分也何也冬有温氣開發人之腠理而寒淂襲之所謂邪之所腠其氣必虛惟不藏精之人而後虛也虛則寒傷其經經必少陰以少陰蔵本虛也乃所傷原微且冬月太水當令其權方盛故微邪不敢抗衡然卧榻之側豈容他人鼾睡惟有阻彼生意暗爍精髓至春時強木長而水不足以供其資始則當春而温木旺水虧所鬱升發火氣燔灼病温而已矣然則所傷者寒也所病者温也所伏者少陰也所發者少陽也故病必有陽而無陰藥必用寒而遠熱黃芩湯其主治也則嘉言之論温有陽有陰如傷寒三陰經可用辛熱者予曰否否不然也

四變之妄

温病發出必由少陽此周氏所以与喻氏之説不符

問曰傷者寒也何以病温答曰傷寒非病寒乎而何以熱也寒欝營間不一二日而成大熱况伏藏于内者數十日之久耶夫既邪傷肌肉何以得入少陰經中盖惟不藏精則少陰先病故邪傷者少陰也春屬木則自内發出無論兼太陽或陽明總無不由少陽何也彼少陽行春令也然既從少陰矣何仲聖専云太陽病盖太陽与少陰相表裡也故以發熱為太陽也曰不惡寒明太陽無表病也則其熱自内出而非有外邪欝之也然則仲聖復言太少合病者見發熱不惡寒或兼有耳聾脇滿証也言三陽合病者以脉大屬陽明而多眠則熱聚於胆也不言法

即吳氏所謂膜原

者。捴以黄芩湯為主治也。乃嘉言復謂有發表三五次而外証不除。有攻裡三五次而裡証不除。以為在表也。又似在裡。以為在裡也。又似在表。此皆温疫症。感天地人温氣熱氣尸氣而邪入口鼻。瀰漫三焦者相近。与春温全不相涉也。愚故及之。以破後學之惑。

問春温亦間有一二表証者乎。曰有之。伏氣之源雖感于冬。然安保風之傷人。不在伏氣將發未發之時乎。但無外感者。必先頭痛。或惡寒而後熱不已。此新邪引出舊邪来也。或往来寒熱。頭痛而嘔。稍愈後。渾身壯熱為病者。此正氣又虚。伏發更重也。

四變之妄

捴之無外証者。以黃芩湯為主治。兼外感者必加柴胡。或以本經藥輕解。必無發汗之理。故仲聖云。發汗已身灼熱者名曰風溫。謂誤用辛熱之藥。既辛散以劫其陰。復增熱以助其陽。遂使熱更熾。脈俱浮。有如此之危証也。以及誤下誤火。嚴加戒諭者。舍黃芩湯別無治法也。

又曰內經云。冬傷于寒。春必病溫。是言所感者本寒也。王炘和云。從立春節後。其中無暴大寒。又不冰雪。有人壯熱為病者。此屬春時陽氣發外。冬時伏寒。變為溫病。此亦明言寒也。變字大妙。嘉言以為非。予獨以為確。寒氣內伏。鬱久而發。自成熱矣。知傷寒本寒也。暫龍嘗聞。不一二日而為大熱。況遲之又久耶。為熱乃自然之理。但不言變。不足以教天下也。然何以不言而言溫以春行溫令故也。如李明之所云。冬傷于寒者。冬行春令也。當冬而溫。火勝而水虧矣。水既虧則所勝妄行。土有餘也。所生受病。金不足也。所不勝者侮之。火太過也。火土合德。溫熱相助。故為溫病。然由明之所言。是冬溫而感之即病者也。非伏寒也。非變也。必不然。必無冬溫一証也。而後可。既有冬溫則有是氣。已有是証矣。故由其言以悉冬溫。便可無論。不磨。若以論春溫。不免貽昧千古矣。經曰。逆冬氣則少陰不藏。不藏則寒邪得而入之。傷于肌膚。伏於骨髓。始知冬為藏精之時。惟逢冬氣。遂使少陰之經氣不開。復遭非時之暖。致令開泄。忽然嚴寒驟返。不免受傷。故受傷者仍是寒邪也。因先被温令開泄。似乎喜寒。且所傷不甚。故不即病。而潛伏于少陰也。然所以不病于冬而病于春者。正因水在冬為王時。邪伏于經。且俛首而不敢抗。内鬱既久。已自成熱。至行春令。開發腠理。陽氣外泄。腎水内虧。至春三月而木當生發。孰為鼓舞。孰為滋養。生化之源既絕。木何賴以生乎。身之所存者温也。時強木長。故為温病。余故以此論冬時之感温非是。而即以論冬月之伏寒冣精。愚性甚拙。何敢好議先賢。但以為必如此。方與冬溫病而不相阻。且與仲聖論溫熱。必推本自始。動曰傷寒之旨無悖云尒。

義按風溫四變之說。創自叔和。喻氏力為辨之。謂冬傷于寒。冬不藏精。交春三月少陰腎與太陽膀胱。一臟一腑。同時並發。其証一一顯出少陰。則不可復從太陽治。仲聖有論無方。千百年來。從未有人表章絕業。而風溫一証。竟蒙昧千古。自西昌出。大聲疾呼。正㸃和之謬。因採傷寒論。太陽少陰經文証治。合于溫証者。以補其闕略。厥功偉矣。乃周氏。衛踵。㸃和之舊。愚竊惑焉。蓋嘗思之。喻氏之所言發者。正對。伏藏。而。言。也。

伏藏者無形以氣而感而以感而蘊以蘊而畱如與接為媾以媾而孕此比其類而合之猶符節然初不若艸木之有根荄藏于地中至春夏適當其發泄之時遂勃然而生矣則是無所為變也其發也其發也即其所伏也原非變也故論溫証止伏與發二字盡之喻氏著三大例發明内經溫証大旨真是暗室一炬直為長沙之功臣未可輕為訾議也

詳論温病以破大惑

聖王御宇○春無愆陽○夏無伏陰○秋無淒風○冬無苦雨○乃至民無天札○物無疵癘○太和之氣○弥滿乾坤○安有所謂温疫哉○然而周礼儺以逐疫○方相氏掌之○則温之由来久矣○古人元旦汲清泉以飲芳香之藥○上巳採蘭草以祓芳香之氣○重滌穢也○後漢張仲聖著傷寒論○欲明冬寒春温夏秋暑熱之正○自不能併入疫病○以混常法○然至理已畢具於脈法中○叔和不為細繹○乃謂重感于寒○變為温疫○又謂春時應暖而反大寒○夏時應熱而反大涼○秋時應涼而反大熱○冬時應寒而反大温○此非其時而有其氣○是以一歲之中○長

温病破惑　卷一

幼之病。多相似者。此時行之氣也。又謂冬溫之毒。與傷寒大異。冬溫復有先後。更相重沓。亦有輕重。為治不同。又謂從春分節以後。至秋分節前。天有暴寒者。皆為時行寒疫也。蓋以春夏秋為寒疫。冬月為溫疫。所以又云三月四月或有暴寒。其時陽氣尚弱。為寒所折。病熱猶輕。五月六月陽氣已盛。為寒所折。病熱則重。七月八月。陽氣已衰。為寒所折。病熱亦微。後人奉此而廣其義。謂春感清邪在肝。夏感寒邪在心。秋感熱邪在肺。冬感溫邪在腎。塤篪迭奏。舉世若蒙矣。噫噫疫邪之來。果寒折陽氣。乘其所勝。而直入精神魂魄之藏。人無噍類久矣。更有謂疫邪。無形象聲臭。定時定方可言。是以一歲之中。長幼莫不病此。至病傷寒者。百無一二。治法非䟽裡則表不透。非戰汗則病不解。愈摹愈遠。究竟所指之疫。仍為傷寒傷温傷暑熱之正病。䟽裡則下早可知。戰汗則失表可知。祗且自呈敗闕耳。夫四時不正之氣。感之者因而致病。初不名疫也。因病致死。病氣尸氣。混合不正之氣。斯為疫矣。以故雞瘟死雞。豬瘟死豬。牛馬瘟死牛馬。推之于人。何獨不然。所以飢饉兵凶之際。疫病盛行。大率春夏之交為盛。蓋温暑熱濕之氣。交結互蒸。人在其中。無隙可避。病者當之。魄汗淋漓。一人病氣。足充一室。況于連床竝榻。沿門闔境。共釀之氣。益以出戶尸蟲。載道腐墐。燔柴掩席。

委壑挍崖。種〻惡癥。上混蒼天清淨之氣。下敗水土物産之氣。人
受之者。親上親下。病從其類。有必然之勢。如世俗所稱大頭瘟者。
頭面腮頤。腫如瓜殼者也。所稱蝦蟆瘟者。喉痺失音。頸筋脹大者
是也。所稱瓜瓤瘟者。胸高脇起。嘔汁如血者也。是所稱疙瘩瘟者。
徧身紅腫。發塊如瘤者是也。所稱絞腸瘟者。腹鳴乾嘔。水泄不通
者是也。所稱軟脚瘟者。便清泄白。足重難移者是也。小兒痘瘡尤
多。以上疫証。不明治法。咸委刼運。良可傷悼。大率溫疫痘疹。古昔
無傳。不淂聖言折衷。是以隨落蚱和坑塹。曽不若俗見摸索病狀。
反可顧名思義也。昌幸微窺仲聖一班。其平脉篇中云。寸口脉陰

陽俱緊者。法當清邪中于上焦。濁邪中于下焦。清邪中上名曰潔也。濁邪中下名曰渾也。陰中于邪。必内慄也。凡三百六十九字。闡發奥理。全非傷寒中所有事。乃論疫邪從入之門。變病之總。所謂赤文綠字。開天闢地之寶符。人自不識耳。篇中大意。謂人之鼻氣通於天。故陽中露霧之邪者為清邪。從鼻息而上入于陽。入則發熱頭痛項強頸攣。正与俗称大頭瘟蝦蟆瘟之説符也。人之口氣通于地。故陰中水土之邪者為濁邪。謂飲食濁味。從口舌而下入于陰。入則其人必先内慄。足膝逆冷。便溺妄出。清便下重。臍築湫痛。正与俗称絞腸瘟軟脚瘟之説符也。然從鼻從口所入之邪。必先注中焦以次分佈上下故中焦受邪因而不治則胃中為濁營氣不通血凝不流其釀变即現中焦俗称瓜瓤瘟疙瘩瘟等証則又陽毒癰膿陰毒徧身青紫之類也此三焦定位之邪也若三焦邪溷為一内外不通藏氣熏蒸上焦怫鬱則口爛食齗衛氣前通者因熱作使遊行經絡藏府則為癰膿營氣前通者因名客邪嚏出聲嗢咽塞熱壅不行則下血如豚肝然以營衛漸通故非危候若上焦之陽下焦之陰兩不相接則脾氣于中難以獨運斯五液注下下焦不闔而命難全矣傷寒之邪先行身之背次行身之前次行身之側由外廓而入温疫之邪則直行中道流佈三焦上焦

為清陽。故清邪從之上入。下焦為濁陰。故濁邪從之下入。中焦為陰陽交界。凡清濁之邪。必從此分區。甚者三焦相溷。上行極而下。下行極而上。故聲嗢咽塞。口爛食斷者。亦復下血如豚肝。非定中上不及下。中下不及上也。傷寒邪中外廓。故一表即散。疫邪行在中道。故表之不散。傷寒邪入胃府。則腹滿便堅。故可攻下。疫邪在三焦。散漫不收。下之復合。此与治傷寒表裡諸法。有何干涉。奈何千年憒憒。試折衷以聖言。從前謬迷。寧不渙然冰釋哉。治法未病前預飲芳香正氣藥。則邪不能入。此為上也。邪既入。急以逐穢為第一義。上焦如霧。升而逐之。兼以解毒。中焦如漚。疏而逐之。兼以

温病破惑　卷一

解毒。下焦如瀆，決而逐之。兼以解毒。營衛既通。乘勢追拔。勿使潛滋。詳訂諸方，載春溫方後。

有問春夏秋蒸氣成疫。豈冬瘟獨非疫耶。余曰冬月適溫。腎氣不藏。感而成病。正与不藏精之春溫無異。計此時有春無冬。三氣即得交蒸成疫。然遇朔風驟發。則蒸氣化烏有矣。是以東南冬月患正傷寒者少。患冬溫及痘瘡者最多。西北則秋冬春皆患正傷寒。殊無溫疫痘瘡之患矣。此何以故。西北土高地燥。即春夏氣難上升。何況冬月之凝沍。東南土地卑濕。爲露霧之區。蛇龍之窟。其溫熱之氣。得風以散之。尚有可耐。設旦暮無風。水中之魚。衣中之虱。

且為飛揚。況于人乎。蒸氣中原雜諸穢。益以病氣尸氣。無分老少觸之即同一病狀矣。此時朔風了不可得。故其氣轉積轉暴。雖有董風。但能送熱。不能解涼。盛世所謂解慍阜財者。在兵荒反有滛注邪佈穢之事矣。叔和以夏應大熱而反大寒為疫。詎知大寒正疫氣消弭之候乎。故疫邪熾盛。惟北方始能消受。詩惡譖人。思欲投畀有北。以熄其焰。析義精矣。

温病破惑　　卷一

會講温証語録題辭

予中風舌卷不知人。盖戊戌八月。弥留二百餘日。皮脫肉焦。氣喘漸絶。因本歲門人會講温証。未災其木。至時衆壽其棒。已亥三月。病少間。板已刻成。待死之身。噬臍莫及矣。予中歲棄家逃禪。不倒睡臥。攻苦醫學。一脉傳薪任則任矣。然任則為聖為賢。而予夾雜豪傑。真豪傑一刀兩斷柔腸。且非豪傑。況為聖賢之徒哉。仲聖先師。太和胞與。百世之師。識大識小。賢友不肖。各隨自取。予娭炑和。攻之不遺。即仲聖先師功録。弗準其罪。則以舉動若此。不協聖賢之心耶。今且天下公是曉然。夫夫逞才驕氣。不為啞啞。而為斗筲。

語録題辭　　卷一

予将何説之辭。敢判請哲人君子。責而叱之。轉念細而覽之。或者温論天經地義。不淂不講。不淂不任。不能中行。聊志進取。少逭其辜。幸甚幸甚。

會講刺热篇温論述上古經文一段第一會語錄

上古醫者。其時首春。其証首温。先師祖僦貸季所傳。先祖岐伯述之者也。首引太陽之脉色榮顴骨。榮未交。曰今且得汗。待時而已。与厥陰脈争見者。死期不過三日。其熱病內連腎。少陽之脈色榮頰前。熱病也。榮未交。曰今且得汗。待時而已。与少陰脈争見者死。凡十五句七十字。岐黃之庭。宗旨暁然。至彼世則內經且闕。況上古乎。所以釋者極悖理不成説。吾徒會講。首析其義焉。凡人有病。其色必徵于面。而熱病尤彰。內經本篇。謂肝熱病者。左頰先赤。心热病者顏先赤。脾熱病者鼻先赤。肺熱病者右頰先赤。腎熱病者頤先赤。是五藏熱病色且先微矣。然五藏隱深。其色不宜外見。總見微色。隨刺俞穴。早瀉其熱。名曰治未病。待病治之遲矣。靈樞謂赤黑色忽現天庭。大如拇指者。不病而卒死。剩則刺。非能挽矣。惟夫陽經脈色。顯而易見。初起熱微于面。此時湯無凶咎。太陽脈色榮飾于顴。乃冬邪伏。內其春發溫。必使太陽經脈紅赤熱色。先見兩顴。如以采飾。熱之先徵也。榮赤之色。止顴骨一處。不交他處。病之淺者也。古經榮未交。曰、今且得汗。待時而已。少需聽其自解。此真訣也。大凡溫病熱。自內出。經氣先虛。雖汗之多。未汗解。故曰今且得汗。待時而已。太陽經氣虛者。必待午。未。酉。陽杲日當空。旱陰見腮○太陽經邪不留而盡出也○少陽經氣虛者○必○待○寅○卯○初○旭○出震見離○煥然一新○少陽經邪不留而盡出也○注謂肝病待甲乙解○心病待丙丁解○此五藏經文○与三陽經全不相涉○何混之耶○至于与厥陰脈爭見者死○咸謂外見太陽赤色○内應厥陰弦脈○此則如隔千山矣○秦漢以後○始分二十四脈○弦謂少陽可也○厥陰亦可也○大浮滑數○入陽弦可也○沉濇弱微○入陰弦可也○弦脈陰陽兩屬○安得指為死脈○且三日之速耶○古義斷不其然○上古理脈色而理神明○謂上帝之所貴也○先師之所傳也○色以應日○脈以應月○常求其要○則其要也○然先師既已傳其要矣○後人曷不傳其要耶○諸君倘

有未徹。吾徒請一述之。色以應日者。舉頭見日。隨處長安。晶光萬道。人身之色。無幽不燭。同也。脈以應月者。千江有水千江月。地脈潛通。人身之脈。環衛貫通。同也。脈榮顴骨。即色榮顴骨。總一見之。表裡兩符。豈非日月合璧耶。如太陽顴骨。色脈同時解散。并不成溫熱病矣。病則色脈同時俱見矣。太陽榮顴骨。少陽榮頰前。少陰榮兩頤。乃至十二經脈色。大絡小絡。隨病彰灼。一瘡一痤。色脈不相離也。道在下合五行休王。上副四時往來。何吾人自桼小之耶。所以太陽厥陰。陰陽同時。並交榮飾。此纔石。為爭見。若只面呈。一部。豈爭見乎。爭見赤紫滯晦。傳經勢重。已為主死。爭見青黑剋賊。

十死不救矣。蓋太陽水而生厥陰木，則發榮滋長，光華畢達，固有
善無惡也。厥陰木而孕太陽水，則子藏母腹，勾萌盡斂，亦黑庇其
根也。今外邪既入，而真藏逼見于面，夫是以死耳。其熱病内連腎，
身内百司庶職，惟腎獨為政府，安則宅神根本，危則顛覆濁亂，生
死出入，莫不由之。太陰厥陰，祗稟其成，難干之矣。然不曰少陰而
曰腎者，少陰傳之經脉，腎則專主内藏，經謂過在少陰，甚則入腎，
同一義也。太陽厥陰争見，主死，牽連腎氣在内，以少陰為厥陰母，
木勢垂危，求救腎水，腎水足供，尚未可母子而全，腎水源流并竭，
不母子俱斃乎？可見神去則藏敗，藏敗則争見黧黑，豈脉色不由

刺熱篇温論　卷一

根心也哉。釋謂木之生数三。故死期不過三日。以生數定死期謬甚。果尒水数一。土數五。其死主一日五日耶。内經謂死陰之屬。不過三日而死。何以生數妄解乎。下文無期不滿三日。反誤古脫。增入五字。駭觀。摠因死陰之屬。不審甚其義。故擅複之耳。少陽之脈色也六字。六、擅增入少陽之脈色滎頰前。熱病也。滎未交。曰、今且得汗。待時而已。与少陰脈爭見者死。謂右頰前見赤色。未交他處。待汗而已。若兩顴黑色。与少陽赤色爭見則死也。少陰經敗。甚必入腎。腎〻藏發露。泉之竭矣。無陰以守之矣。少陽相火。少陰真火。上下交焚。頃刻俱為灰燼。誠刼災也。傳經勢重。間有囬天之手。至于腎内枯槁無救。頰顋紫黑。已死惡痕。縷縷不散。此獨陽無陰。如大火聚。安得紫府丹臺。授以太陰神水乎。吾徒同志。濬洌彼之泉自固慶古經之法。傳心無負此番提命可矣。

刺熱篇温論　　卷一

會講素問評熱論病溫經文一段第二會語錄

岐伯先師論溫脈義微妙。今始解之也。黃帝問曰。有病溫者。汗出輒復熱。而脈躁疾。不為汗衰。狂言不能食。病名謂何。岐伯對曰。病名陰陽交。交者死也。帝曰。願聞其說。岐伯曰。人所以汗出者。皆生於穀。穀生于精。今邪氣交爭于骨肉而得汗者。是邪却而精勝也。精勝則當能食。而不復熱。復熱者邪氣也。汗者精氣也。今汗出而輒復熱者。是邪勝也。不能食者精無俾也。病而留者。其壽可立而傾也。且夫熱論曰。汗出而脈尚躁盛者死。今脈不與汗相應。此不勝其病也。其死明矣。狂言者是失志。失志者死。今見三死。不見一

評熱論病溫　卷一

生雖愈必死也。此段論溫。獨創穀氣之旨。穀氣化為精。精氣勝乃汗。身中之至寶者也。穀氣為疾病之總途。生死之分界。萃萬理為一言。誰能外之。內經謂精者身之本也。故藏于精者春不病溫是則藏精之人。外邪不入。身如藥樹。百病不生矣。即不然者。冬藏已敵春溫。積貯為命主張。早計在是。胡乃涅沙擲之耶。涅沙擲之。茲後則腎虛甚而溫死矣。尺熱甚而溫死矣。穀氣既餒。轉輸不給。關門閉而水穀難通矣。大事去矣。況腎虛尺熱。外感傳經而入。三陰熱上加熱。一呼脈三動。一吸脈三動。而躁。準平人十二時脈。更增四時。三時促為二朝。再促則脫而不續矣。所以狂言失志。脫精則死。

以此故也。上古中古兩大聖神。如出一手。倒說豎說。變化生心。萬
理淵源。爛然生色。千代以後。乃至傳為土苴。不論不議。奈之何哉。
吾徒七十有五。始知理稍盡。矩則昭然。茲時不言。更待何年耶。岐
伯先師問陰陽交。交者死。黃帝頒聞其說。岐伯但發穀氣之妙。至
陰陽交。一言而終。不更再舉。向者胸為疑府。今乃知穀氣之旨既
明。即陰陽交与不交。了然定矣。吾徒嚼古多年。今轉饒舌。而且細
舉之矣。上古榮未交。記之輕者。榮陰交重且死者。中古冬傷于寒。
春必病溫。記半輕者。冬不藏精。腎虛尺熱。重且死者。聖神心印。妙
義天開。變化錯綜。愈出愈奇。上古太陽与厥陰為偶。少陽与少陰

為偶。陽明太陰。雖不言之。而其相偶。更定位也。中古太陽与少陰一府一藏。獨主其事。蓋太陽主外。少陰主内。太陽司陽經之溫。少陰司陰經之溫。太陽交少陰。少陰交太陽。陰陽交而死矣。然掌上意珠。不叙其文。若隱若顯。俟之後人。何乃竟成絶學耶。岐伯先師妙翻千古變証。若相忤而實相成。賢知不識其旨。况庸人乎。謂二陽摶其病溫。死不治。不過十日死。乃陽經榮未交之輕症。而舉為死不治。必有其說。言二陽摶。雖未入陰。病溫至極。必死不治。稍延不過十日死。較三日死陰之屬。少饒其期耳。二陽者手大腸足胃。手經足經。並主陽明。金土燥剛亢熯。陰絶。胃穀腸津。水穀將絶。乃至腸胃如焚矣○縱延多日○究竟不得不死矣○至上古足陽明胃足太陰脾○一陽一陰○雖不相錯而相偶○然吾徒榮未交○待時而已○經氣虛者○辰巳經旺○汗乃盡解○必然之理也○門人有蓄疑義○脾胃以膜相連耳○脾胃榮交相連○直是易々○所以上古故不言之也○予不然○傷寒傳經如胆藏肝葉○豈不直入相合○然必少陽胆乃傳太陰○再傳少陰○乃傳厥陰○遠經而去○不能直截合胆也○今陽明胃乃傳少陽胆○少陽始傳太陰○遠經傳次亦然○固知陽明太陰○交與不交○各分疆界矣○兩顴頬後○榮交相爭○部位不遠○頬前与顴○榮交相爭○部位不遠○頬中鼻準○榮交相爭○部位不遠○必至榮交不分○乃為死

也。至於太陽少陰。々陽正交。吾徒更深言之。內經兩感証。一日太陽少陰。二日陽明太陰。三日少陽厥陰。三日死。由是論之。溫證徵不相同矣。溫證一日而交少陰。有十分交者。有五分交者。有一二分交者。所以溫証太陽少陰。本經與病相持。即十日半月。總為一日之期。不傳二日三日。而但死者。盖以穀氣平時覺不相同。榮衛平時覺不相等。病之精液不枯。穀氣不盡。熱勢少衰。肌膚漸漬。微汗而交。忽為兩解。病醫相成者多有之矣。半月一月。待斃無醫。穀氣不得不盡者。非天也。人也。然醫之手眼。審幾決擇。一日已前。圖而又圖。邀非倖邀。生機可待。此為超醫。至一日以後。二日陽明太陰○三日少陽厥陰○穀氣精血○傳經立盡○〻則死矣○岐伯先師曰○病而留者○其壽可立而傾也○又曰今見三死○不見一生○雖愈必死也○然則陰陽交〻者死○予向以為一言而終○隨病隨死之候○幾悞一生墻面惶汗常慓然之矣○立志奇男子○冬至閉關儲蓄内富○豈非弟一義乎○

評熱論病温　卷一

會講傷寒論中論温證一段第三會語録

上古中古。首重温証。民生㝡賴之矣。周秦以降。如扁鵲越人。趂家數輩。冬樹温義。經緯裁成。後代宗匠。至于温證。絶不言之。由是温論駸傳駸失。乃至人去書存。幾千百年。黯然無色矣。漢末張仲聖前聖後聖。同符一揆。其著傷寒論。雖述寔為創也。三百九十七法。一百一十三方。其功遠紹軒岐。于中温証一法。劃然天開。步步著寔。繹傷寒家成朱十餘輩。義例多獲。獨温証從不知為何事。由晋至今。竄入者叛竊。指為神聖傳心。庸陋者井蛙。誣為同濟小視。予獨趋仲聖先師。至老不輟。諸公會講。大舉温証。欲建當世赤幟。老人昌能任此○然既壹志和衷○細求名理○貞識協贊○一番設施○傳茲西昌滕事○俾知仲聖寒灰火傳老人將沒世望之矣○太陽病○發熱而渴○不惡寒者為溫病○舉內經冬傷于寒春必病溫之說○謂冬寒以鬱○太陽經受○肌表榮衛主之○與冬月驟病○發熱惡寒且不渴者○證則不同○故春月寒鬱既久○發熱而渴○不惡寒○自內出外矣○與上古榮未交待汗自解○同義○其證不過十之一二耳○若發汗已身灼熱者名曰風濕○風溫証○少陰冬不藏精○與太陽病隨時忽至○勢則病之八九矣○風溫與風傷衛又不同○中風其脈浮弱○獨主太陽風溫其脈尺寸俱浮○兼主太陽少陰○腎○水○本○當○沉○也○風○溫○載○之○從○太○陽○

上之根本撥而枝葉繁矣春月木長勢強呼吸腎水已為母虛加以風温之病係頂少陽相火厥陰風木風火熾然無殆乎故若風汗已四字包括錯悞見醫未病之先及得病之頂須診足太陽足少陰一府一藏此千古獨傳妙訣也診之辨其有無伏氣有伏氣者冬寒太少二經久伏身中時當二月其脈先有露矣發則表熱太陽與裡熱少陰將同用事恣汗無忌灼熱反倍是為風温風温表裡俱見浮脈其證自汗身重腎未病也多眠睡鼻息鼾語言難腎未病也腎中之候同時存至危且殆矣古律垂戒云風温治在少陰不可發汗發汗死者醫殺之也詎意發熱之初不及脈理

傷寒論中論温

卷一

輕易發汗。早已犯此大戒。生命可輕試乎。既腎中風邪外出。以陽從陽。熱無休止矣。被下者小便不利。傷其膀胱氣化。直視失溲。太陽藏府同時絕矣。被火微發黃色。劇如驚癇。時瘈瘲。火熱亂其神明。擾其筋脈也。傷寒燔鍼灼艾。仲聖屢戒。至溫証尤當戒之。被火微發黃色。一段亂其神明。擾其筋脈。重証莫重于此。稍輕誤火。少陰脈係咽喉。乾痛乃至吐血。亦多死者。如之何妄人喜火。如晉崔文行刼灰。億兆能不寒心耶。一逆發汗已。是引日待斃。再促聖神莫挽矣。故治溫病。喫緊在未發汗前。辨其脈証。補救備至。防危可也。發汗以後。凶咎卒至。亦何措其手足哉。上古論溫。榮交以後。

其病内連腎○中古論溫○專論穀氣○腎中○精○膀○乃○汗○則○生○腎○中○虛○甚○更○熱○則○死○其旨至矣盡矣○即叔季後有聖出○論溫別無剩義矣○仲聖先師○出其不盡之藏○論○腎○更○視○膀○胱○以○緯○之○小腸傷膀胱氣化○甚則直視失溲○謂太陽入絡膀胱○命門穴中者○藏精光照兩目○直視則光絕矣○瞳子高者○太陽不足○戴眼者太陽已絕○太陽氣絕者○其足不可屈伸○是則太陽之脈○其終也有五大証○戴眼反折瘈瘲色白絕汗○太陽關係○豈不重哉○所以中○風○暴○痙○多○絕○膀○胱○人不識者○故風溫扼要膀胱○若○腎○藏○將○絕○寧○不○膀○胱○先○絕○乎○曰是吾徒敢論太陽春溫受証○雖不類夫風溫○然陽熱勢極○腎吸真陰上逆○地

道不通。亦成太陽死証。蓋由誤發其汗。致少陰隨之上入。大顱内經風厥同也。内經巨陽主氣。故先受邪。少陰與其為表裡也。得熱則從之。從之則厥也。瀉陽補陰。是則能治風厥。多不死者。然而中風〻溫風厥。太陽絕沙。三風見証。搃當回護陰之根柢。勿使陰。不内。守。勿。使。陽。不。上。厥。而。凡。封。蟄。不。露。乃。可。需。其。正。汗。風。始。熄。也。必。能。若。此。乃。為。瀉。陽。補。陰。之。妙。若陽邪狂逞。少水不能滕火。虐風洞然。果何為哉。諦思其方。苟非設誠通神。孰能定此。吾徒尚論溫証。第五卷取裁其方。然未刻也。又十餘年。諸公大舉。會講溫証。今而後不得不刻之矣。

會講温證自晋至今千年絶學一段第四會語録

仲聖先師然李天生聖人。其道如日月之明。無數之知。叔和何如人也。以為得醫正統而學聖人之徒則由宮墻而入室升堂。言聖人之言。行聖人之事。仲聖世々賴功臣矣。異哉然和。吾不知耳目心思。若何別有肺腸。乃以楝入序例論中。如呂不韋之竒貨。豈非竊耶叛耶。今且談從前英賢。過信然和之弊。以明醫學繼統升天之難也。然和為晋太醫令。一時醫流既以淺陋。更甚荒唐。如西晋崔文行所傳解散温法。用桔梗細辛白朮烏頭四味。後世奉為靈寶。更增附子。名老君神明散。更增螢火。名務成子螢火丸。托老君務成子售欺妖妄極矣。後代朱肱活人書。具載其方。確信以為已見。時疫為寒疫。故用陰毒傷寒所以久宗之耳。及以毒攻毒。受刼必死。朱肱復改聖散子。仍用附子。而表裡香燥同之。東坡學士在黃州。見其隨施輒效。載之集中。後世又以過信坡公。殺人多悞。詎坡公集中。朱肱已三改其方。始用敗毒散。不用熱藥。厥功少減前罪。然雖改易其方。不識聖神心法。竟無益矣。朱肱論傷寒註釋頗合聖矩。但其論溫。傳脈不清。違背聖言。未可枚舉。如仲聖獨謂太陽病。發熱不惡寒而渴者為溫病。朱肱謂夏至以前。發熱惡寒頭疼身體痛。其脈浮緊者溫病也。仲聖所言者。冬月感寒。至春始發

之温病。朱肱所言者。春月病温。重感于寒之變病。苟朱肱立百法
以治正病。外立一法以治變病。於理甚融。乃千百年絶人絶世。從
未論温正病。即論温正病。又皆為邪説妖言。所以其法其加。咸入
室操戈也。然和云。更遇温熱。變為温毒。朱肱即云。初春發斑咳嗽
為温毒。吴綬謂傷寒壞症。更遇温熱。變為温毒。乃以温毒為壞症。
亦宗然和序例。依舊壞証而治之也。朱肱吴綬壎篪迭奏于然和
之庭。正乎邪乎。潔古傷寒名家。惑然和變法。則亦不為正矣。其子
雲岐。竟指然和信為經言。謂經曰。温病之脈。行在諸經。不知何經
之動。隨其經之所在而取之。凡傷寒汗下不愈。過經其証尚在而

温証千年絶學　　卷一

不除者。亦温病也。太陽證汗下後過經不愈。診得尺寸俱浮者。太陽温病也。身熱目疼。汗下後過經不愈。診得脈尺寸俱長者。陽明温病也。亦經過經不愈。各現本證本脈。俱為温病。是故隨其經而取之。將傷寒過經不解。扯入温病。夢魘迷心。直易易耳。趙嗣真謂仲聖所云重感異病。變為他病者。即索矩所謂二氣三氣雜合為病也。朱肱謂仲聖云。冬温之毒。與傷寒大異。汪機謂仲聖云。遇温氣為温病。遇温熱為温毒。不知仲聖幾曾有是言哉。叛逆相承。諸多推戴仲聖。黃袍加身。倒絶倒絶矣。巢氏病源。宗序例四變。用崔文行解散法。龐安常亦然。治法初用摩膏火灸。二日法鍼解散取

汗。不解三日復汗之。更不解。四日用藜蘆丸。微吐。愈。不愈改用瓜
蒂散吐之。解尚未了了者。復一法鍼之。七日热已入胃。乃以雞子
湯下之。巢龐比匪極矣。後安常自撰微言。有和解因時法。於春分
夏至前後。一以和解為主。增一味減一味。即名一加。豈始崔文行
蜂螫〻手耶。然只定不移。〻則蹶矣。李思訓亦用和解。海藏謂二
公當宋全盛。其法明指莫踰。然欲汗不敢。欲下不敢。遷延渺法。莫
可奈何矣。大率委置聖言。傳會多日。幾千年來。祖孫父子。一派相
承。盈庭聚訟。各逞其端而未已也。丹谿究心雜証。不事仲聖。遇外
感宗東垣補中益氣。兼行解散。終非正法。況惑異氣之說。決擇不

精。然既外感不習。獨主雜証。何由登峰造極耶。東垣不解傷寒正治。盡一生精神在内傷也。乃從内經深入至理。發出冬温春温二義。真千百年之一人也。云冬傷于寒者。冬行秋令也。當寒而温火盛而水虧矣。水既已虧。則所勝妄行。土有餘也。所生受病。金不足也。所不勝者侮之。火太過也。火土合德。濕热相助。故為温病。又云春月木當發生。陽以外泄。孰為鼓舞。腎水内竭。孰為滋養。生化之源既竭。木何賴以生乎。身之所存者热也。時强木長。故為温病。此二則温証從内經立説。入理深談。不關冲和。冲和自妄。蓋時强木長。腎水不足供其吸。故為温病。較冲和三月四月。不為寒折。热病猶輕○五月六月○為寒所折○病热則重○盛夏寒折○倒見不成事理○東垣一則冬温妙義○一則春温妙義○千年来獨步悟人○偉哉偉哉○賢關首肯此老矣○上堂展敬○執香一拜○每舉二則○令諸公朗誦○虛懷勵志○極深研幾○吾為日孜月課○引之於前○督之於後○西昌一派○天外傑出○是所望矣○

温証千年絶學　　卷一

會講温記正名辨脈之要一段第五會語録

仲聖先師祖素問热病作傷寒論以傷寒皆為热病也然以冬月正病獨詳之矣而春温夏热則但述大意比類一二惟風温濕温二証春司風温夏司濕温獨主其重千古不易也前第三會已論風温之戒矣今擧濕温言之傷寒濕温其人常傷于濕因而中暍在濕热相薄則𤼵濕温若兩脛逆冷腹滿又胸頭目痛若妄言治在足太陰不可𤼵汗汗出必不能言耳聾不知痛所在身青面色變名曰重暍如此者醫殺之也然風温二律指為醫殺非和當時凛斧鉞不敢干也何乃揷入重感異氣變出四証誑惑後人指鹿為

焉。脈陰陽俱盛。重感于寒者。變為温瘧。陽脈浮滑。陰脈濡弱。更遇于風。變為風温。陽脈洪數。陰脈實大。更遇温熱。變為温毒。陽脈濡弱。陰脈弦緊。更遇温氣。變為温疫。一綱打盡天下後世。以為仲聖若此。狀和不得不若此。渾如廟祝尸之矣。予既自任仲聖之徒。再折其妄。秉筆至理必有識者。温瘧風温温毒温疫四變揔由不識仲聖風温濕温二大証耳。明二大証。無不明也。風温為少陰証。微分太陽厥陰。即温瘧亦該少陰統屬。素問謂冬感于寒。藏之骨髓。遇大暑內灼。隨空而發温瘧。此正理也。若重感于寒而變瘧。無是事也。即有之。先治其寒瘧。再治其温乎。抑一柴同結之乎。無端捕

入不了之局。醜婦效顰。無端簧舌。知至于濕温一大証。從不言及

是則夏月竟無着落矣。証知濕温該疫痞亦色在內。濕温至盛長

幼相似。則疫矣。疫亦暑濕之正法也。其外感發瘧。証之輕者也。今

脈反加重。而證變輕。何以得此耶。至温毒則痞之重者。切出脈狀

洪數寔大有之。其人元氣寔盛。可堪大汗大下。豈外邪立解。何至

發為温毒乎。且陽毒若此。其陰毒又何脈耶。謂陽脈濡弱。陰脈弦

緊。變為温疫。濡弱本名濕温。而弦緊乃傷寒之脈。一濕一寒。何從

主之。此知至夏暑為病最重。內經原無其說。楊上善云。輕者夏至

前温病。甚者夏至後暑病。不知何見。予謂初春寒苐。或謂柔折可

正名辨脈　　卷一

也。至盛夏時強木長。謂之疫寒。斷不其然。第四會東垣老人片言而折矣。蓋春月風温多死在三日。夏月濕温多有可愈者。安得反重之耶。至於脈法微妙。理之所在顯然易徵。傷寒之脈。浮大而緊。中風之脈。浮緩而弱。春温浮而且弱。風温弗舉。風温尺寸俱浮。風火洞然。中暍弦細芤遲。暑傷其氣。濕温沉弱遲緩。濕流其經。至于痎瘧。仍是脈合火土主之。脈之應病。步步着寔。自然之理也。炒和左更遇右更遇左變為右變為。饐噎結舌。面厚三寸。不似人形。從無黃岐仲聖之徒。悟其正知正見者。韓氏微言。本欲懲艾而見齷齪。和解因時。聽病自愈。政如用小柴胡湯。誠亦一法。苐守此將三百九十七法。盡為贅疣其可乎。然幾千年白眉在是。天限之矣。風温濕瘟天火二証。風温朱肱五加葳蕤湯。知母乾葛湯。防己湯。栝蔞根湯。葛根龍胆湯。其風火相熾。頃刻危亡。全不知矣。至於濕温。君火心太陰脾從不識正法若何。但施邪術而已。韓朱濕温無方可詰。茲後隔靴千層。如斯而已。其治温証搃訣。治热以寒。温而行之。治温以清。冷而行之。治寒以热。涼而行之。治清以温。热而行之。吾不知取義何事。又謂春感清邪肝。夏感热邪心。秋感濕邪肺。冬感寒邪腎。四時者皆為温病。然二說幾番擇術。奚免落寞無奈耳。真見則安在哉。吾徒品隲温証。列眉如炬。諸公目擊膝義。千里同風。是所望

矣○

會講論温古今粹美同堂悦樂一條第六會語録

人無古今。性有完缺。吾生死賦。一隙微明而已。然静裡索照。覺無極太極以來。雖未生人。先具人理。人理者。天地之心也。向著陰病論。少摹開闢一斑。而刼初上帝以為之君。其臣以為之教。創着上經中經下經三卷。中古遼邈。全書未睹。而岐伯先師。私淑先師祖。時與黄帝相授一室。内經以後。十不徹一。況古經論温哉。然上古榮未交前。及榮交後。生死瞭然。但温旨莫能幾及。絶世知識明々。見莫問。々莫究。豈不世界空擲人理乎。吾徒神酣上古。志觀玉京。繪為空中樓閣。步虚陟降。遊為息焉。自覺目光心朗。温証開光。即使拱璧以先駟馬○不若晤言一室○求志千古矣○此吾徒一大暢也○岐伯先師論運氣○曰○尺寸交者死○陰陽交者死○各有其義○惟論温曰陰陽交○〻者死也○一言而終○更不再舉○吾徒何從得之○然溯上古前聖○徐覺榮交未交○兩端○而生死定之也○仲聖後聖○徐覺温与風温兩端○而生死定之也○今始陰陽交〻者死○論温比類列眉○岐伯先師○從前大聲疾呼○向不悟則不聞耳○悟則豈論岐伯先師○即吾徒交與未交○自炯兩目○胃為腎關○同一機軸○温証幾一見之○而意中已先覺矣○此吾徒一大暢也○先師仲聖宮墻○吾徒步趋○垂老弥任○忽發未刊之旨○意謂冬寒春温夏熱○分之三時○覺三大綱建

鼎足爲冬月太陽寒水繼以厥陰風木則統傷寒中風中風兩証爲一大綱以傷寒該中風天然不易也春月厥陰風木繼以少陽相火則出温証風温爲一大綱以温病該風温天然不易也夏月少陰君火繼以太陰濕土則出暍濕兩証爲兩大綱以暍病該濕病天然不易也精微之蘊聲臭盡泯叔和以後岐腸羊路榛披鳥道多世沉淪天意未喪乃至吾世履視昭然此吾徒一大暢也仲聖先師以前無方以後其方充棟大率禁方失傳寖成邪僻所以有晉温疫疑鬼疑神相沿未已亦以後人莫得仲景之方耳吾徒傷寒論方取裁温証諸方尚論第五卷載之逐一發明其義無方

古今粹美

卷一

乃有空加。此吾徒一大暢也。晉唐宋元以後。賢者和解因時。銖〻兩〻。無可奈何。猶可言也。不肖者蕩檢踰閑。妄行汗下。生命施手。不可言也。幾千年來。獨東垣老人二則。談言微中。域外偉觀。異時同調。此吾徒一大暢也。嗣後（精）諸君精參各出。一則二則。豎義警切。蘊理新硎。應接不暇。吾徒曰大暢矣。

程郊倩論溫

傳經不傳經。從寒热而分。是為異氣。則欲明傷寒。宜無明夫異氣之病。蓋風寒暑濕病雖異而不失其為同。以邪皆自表而入。故皆見太陽惡寒証。縱傷寒亦有热渴而不惡寒者。然必自寒邪變热。轉屬得之。今乃于太陽初得之一日便發热而渴。便不惡寒。是則邪在外。交氣早。內變。其外交者。太陽特其發端。而內變者。热畜固非一朝一夕矣。蓋自冬不藏精。而傷于寒時。腎陰已虧。一交春陽發動。即未發之于病。而周身經絡。已莫非陽盛陰虛之氣所布護。則所云至春發為溫病者。蓋自其胚胎受之。病字只當氣字看。今則借釁于太陽病而發热而渴不惡寒之証遂從內轉耳溫之所以為溫者如此溫病雖異于傷寒然热雖甚不死以其病即傷寒中轉之病而溫病以之為初傳热在于經隧之間又非傷寒入裡胃家寔比治法只宜求之太陽署之裡陽明署之表如所云心中懊憹舌上胎者梔子豉湯吐之渴欲飲水口乾舌燥者白虎加人參湯主之脈浮發热渴欲飲水小便不利者猪苓湯主之之類若不汗出而煩者大青龍湯可借用如萎蕤湯亦是也溫病之源頭祇是陰虛而津液少汗下溫鍼莫非亡陰奪津液之治故俱屬大忌未發汗祇是溫發汗已身灼热則溫病為風葯所壞遂名風溫以

内蘊之热。得辛温而益助其炎熾也。傷寒煩熱。汗出則解。温病淂之誤汗。热悶轉增。被下者。陰虛重泄其陰。被火者火盛重壮其火。此热盛于經。氣滞絡壅。精枯神躁。凡此皆温病中之壊病。變症如此視大彂热而渴。不惡寒之初証。吉凶順逆。何啻天淵。一逆者若汗若下若火也。再逆者汗而或下下而或火也。温乃陽盛陰虛之病。一逆已令陰竭。況再逆乎。甚矣温热病不同于風寒治也。此証初治。可用辛標涼治標。一經汗下後。芩連梔膏。祇增其热。王水云寒之不寒。責其無水。須大劑六味地黄湯。重加生地麥冬。救腎水為主。若乾嘔煩逆者。加山查貝母。折其衝勢。金水而虧者。宜二地

程郊倩論

卷一

二冬加人参為固本湯。滋水之上源。若見斑血等症。此為上竭。宜四物湯。倍生地赤芍。加山查丹皮。復營分之虧。以生陰氣。煎法俱用童便。或加金汁和服。蓋病根得之冬不藏精。故滋陰。可以退火。而涼血。即能清熱。余以此活人多矣。因附識于此。大低冬傷于精。發為温病者。尚曰陽盛使然。若陽氣并虛者。發不能發。此則骨蒸勞热等病之源頭也。不可不知。

淞案此論專以辛涼治標及滋陰養血以治本

程扶生論温

經文云、太陽病發熱而渴○不惡寒者○為温病一條○此、辨温病脈証
也○發熱者邪當在表○然初熱而即渴○則熱在少陰之○裡矣○熱在骨
髓○故○不惡○寒○此為冬傷于寒○遇春氣而温熱而發之病○即在所謂
熱○病○也○内經曰冬傷于寒○春必病温○又曰藏于精者○春不病温○
又經文曰○若發汗已○身灼熱者○名曰風温○風温一條○此辨風温脈證也○
既有温病之名矣○而復有所謂風温者○有冬時之伏寒○更中于春
時之風而發也○温病發于冬時伏寒○常自無汗○温而加之風○則常
自汗○然發汗已○身當涼和○乃發汗已○猶熱如火焔○是精津不○足○以

程扶生論　卷一

勝邪熱內經所謂邪勝而精無俾也則治此者貴審其初證不當誤用汗法更竭精津可知矣蓋風則邪自太陽入之于內溫則邪自少陰出之於外中風之脈陽浮而陰弱風溫之脈則陰陽俱浮腎居下脈本沉也溫氣內出則與風俱浮內經所謂汗出輙復熱病名陰陽交也陰陽交者謂陰熱外出而交之陽〻熱內入而交之陰也脈浮自汗太陽中風證也身重多眠則邪顯少陰熱在骨故身重熱入陰分故神昏而多眠息必鼾者熱壅于肺語言難出者熱壅于心腎脈上連心肺也誤下則小便不利直視失溲者傷其膀胱之氣化也腎與膀胱表裡太陽之脈上絡目凡腎病痙必

見于膀胱經謂直視失溲謂腎絕也。誤火則如驚癇。時瘈瘲者。熱
入心則神亂。熱入肝則筋瞤動也。火勢微。則入脾而見黃色。劇則
入心而如火。熏之黃黑。經謂四肢熱習為。肝。絕。柔汗發黃為脾絕。
體如烟熏為心絕。一病而危惡之候五臟俱見。內經所謂陰陽皆
受病。榮衛不行。臟腑不通而死也。總之溫為冬不藏精之病。加以
風熱內擾。有風火交熾。陰精頃刻消亡之象。故汗之下之火之皆
云逆。治惟審其初証。便當涼解耳。

中風與傷寒有別。風寒病與溫熱病有別。傷寒傳裡之熱。與溫病
內出之熱有別。溫病內出之熱。與風溫內外相交之熱又有別。仲
程扶生論　　　　　　　　　　　　　　　　　　　　　卷一

聖言之。皎如日星。何今人乃謂傷寒論止為即病之傷寒設也。温病熱自内出。發熱而渴不惡寒。風温内外熱交。則加之自汗身重多眠諸証。此有輕重死生之分。醫者當以有汗無汗為辨別之大要。亦即以可汗不可汗為救治之微權。靈素仲聖先後合符。舉世矇昧。識其微妙者鮮矣。評熱論曰。有病温者。汗出輒復熱而脈躁疾。不為汗衰。狂言不能食。病名陰陽交。交者死。所謂交者。以熱論兩感之義。而微有不同。兩感是内外俱受病。陰陽交是内病出交之外。外病入交之内。刺熱論曰。太陽之脈色榮顴骨熱病也。榮未交。曰今且得汗。待時而已。與厥陰脈争見者。死期不過三日。少陽之脈色榮顴前。热病也。榮未交。曰今且得汗待時而已。與少陰脈爭見者。死期不過三日。蓋太陽之經脈起目內眥。少陽之經。脈下頰車。故热病在太陽之經。必有赤色先榮顴骨。在少陽之經。必有赤色先榮頰前。此温热之自內見外者也。故猶可汗而已。若衛外風邪復交營分。則與陰經爭見。熱始瀰漫不可解矣。三日而死者。三日之後。榮衛不行。臟腑不通也。所以不屬表裡正配者。以熱病發于春温之時。風火交熾。必顯少陽厥陰之邪。而热病本於冬不藏精。腎水枯涸。必見太陽少陰之証。故藏府热交。與傷寒傳裡為熱者不同。若太陽與少陰俱病。少陽與厥陰俱病。則是傷寒兩

程扶生論

感。而無關于風火之邪。所以陽明不曰與太陰交。即使熱交陽明太陰。自可下而之已。不得曰與之爭熱而死也。晋唐以還。名賢輩出。紛紛議論。似猶未識溫與風溫為何病。汪機謂春溫之病有三。吴綬謂風溫為傷寒壞証。雲岐子謂汗下不愈而過經為溫病。溫病之脈。行在諸經。不知何經之動。皆非和更感異氣。變為他病。當依舊壞症而治之。語為作俑也。夫誤治不愈之病。壞病也。溫病風溫。當春令而發。豈是壞病。若必待過經不愈。始辨其為溫病。則病溫者萬無一生矣。且内經所謂溫病。即是熱病。以身熱言。則謂之熱。以時令言。則謂之溫。故曰凡病傷寒而成熱者。先夏至為病溫。

後夏至為病暑○然和不曰風溫○重於溫病○而曰暑病者○熱極重於溫○又曰五六月為寒所折○病熱則重○恐暑月所發之熱○未必甚於春時所發之熱○而暑月所冒之寒○更未必重于春時所發之熱也○奉議○曰夏至以前○發熱惡寒○頭痛體痛○脉浮緊○溫病也○則是誤以夏至前之傷寒為溫病○東垣曰冬傷于寒冬行秋令也○不寒而溫○火勝水虧○寒水之令○復行于春○時強木長○故為溫病○則是誤以冬傷于寒溫○至春復寒為溫病○奉議謂風溫治在少陽厥陰○不可發汗○此語洵足翼經○而所製風溫六方○節庵宗之○然惟括蔞根湯允當耳○萎蕤知母等湯○用萎蕤知母石膏白薇善矣○不知何故猶用麻

程扶生論　　卷一

黄羌活發汗藥。又不知何故。全用白芷升麻陽明藥。又不知何故。雜用木香南星辛燥藥。豈其欲以風温與温病温疫冬温數者淆治歟。若防已湯之用防已白朮毋乃風温為濕温歟。海藏謂萎蕤湯有麻黄不可用。宜白朮湯。白朮湯果可治風温歟。河間以寒藥治熱病。為得內經飲之寒水乃刺之。必寒衣之。居止寒處。身寒而止之義。而温病風温漫無分別。且欲以三十方盡傷寒之變證。以一下盡治熱之大法。則亦未免麤疎也。安常初解因時。於夏至前後。一以和解為主。頗得治在少陽厥陰之旨。蓋亦有見於風温之難治。而遷延需變也。而頃刻危亡者。則有所不救矣。然則風温遂不可治乎曰貴辨之早耳治不可逆〻則壞〻則不可救矣刺熱論曰病雖未發見赤色者刺之名曰治未病又曰熱甚為四十九刺仲聖之青龍白虎神矣妙矣得此意而推廣之可以應用于不窮矣蓋溫病宜于發散中重加清涼風溫不可于清涼中重加發散也因論溫者漫無成見故不惜重揭先聖之祕密為學者正告云

程扶生論　卷一

張令韶論温

此伏氣之為病。與傷寒卒病之不同也。經云冬傷于寒。春必病温。太陽病發熱而渴者。邪從内出也。得太陽之標熱也。不惡寒者。無太陽之本寒也。此寒邪伏藏于中。蘊釀成熱。為温病也。温病宜清涼發汗而解。若汗出不解。身反灼熱者。此非寒邪伏藏之温病。乃風邪伏藏之風温也。脉浮者。浮則為風。風邪自裡出表。故陰陽俱浮也。自汗者。風從内出。而腠理開泄也。身重者。風行于周身。而肌肉重着也。多眠者。風傷衛。而衛氣行遲也于陰也。鼻息必鼾者。風傷肺而肺氣壅滞也。語言難出者。風客會厭。而頏顙不開也。此風熱熾盛。陰液消亡之危症。若妄下之。則津液竭于下。而小便不利。津液竭于上。則目系急緊而直視。始則不利。繼則不約。故失溲。若被火者以熱攻熱。微則見于皮膚而發黄。劇則傷其筋脉。故如驚癎而時瘈瘲。若火熏之。即申言所以被火也。被下為一逆。被火為再逆。一逆尚可引日。再逆則促其命期矣。或灸或熏。皆是被火。未曾說明。故又申言所以被火者。若火熏之是也。

淞案此論以寒邪伏藏為温風邪伏藏為風温亦是創解然仲景云發汗已身灼熱者名曰風温則風温乃由辛温發散而火化為風風自火出不得為外來之風伏藏為風温矣

温熱朗照卷之二目録

呉趙宜亭緜遵義纂述

姪孫芳田淞校録

尚論春温一卷序

尚論春三月温証自序

冬傷於寒春必病温定為一大例

附録治温温熱方論

温熱朗照卷之二

尚論春温一卷序

芳田節　删

西昌喻先生其生平未盡悉然讀其書可想見其為人固豪傑自許不肯甘同儕俗者故悲憤之意時露于論醫論藥間其于醫也極深研幾論証辨微發前人所未發嘗謂門人曰尓輩日聽吾語如飲上池水信然奈遺文難構于法律六卷寓意艸一卷前尚論篇四卷温証語録一卷外多所未見先生自云猶有尚論後四卷未世行即先生里求之僅得春温一卷猶有缺略其餘三卷且付之浮沉豈天地之秘不欲盡洩於世耶時方讀春温尚論因弁數

言于卷端。

尚論春三月溫証自序

仲聖書。詳于傷寒。略于治溫。其法度俱錯出于治傷寒中耳。後人深解義例者鮮。故春溫一証。漫無成法可師。況于觸冒寒邪之病少。感發溫氣之病多。寒病傷人。什之三。溫病傷人。什之七。厥旨維何。內經云。冬傷于寒、春必病溫、此一大例也。又云。冬不藏精、春必病溫、此一大例也。既傷于寒、又不藏精、至春月同時發病、此一大例也。奉此三例。以論溫症。而詳其治。亦與仲聖三陽三陰之例、先後合符。蓋冬傷于寒。邪藏肌膚。即邪中三陽之謂也。冬不藏精。邪入陰臟。即邪中三陰之謂也。陽分之邪。淺而易療。陰分之邪。深而

溫証自序　　卷二

難愈。所以病温之人。有發表三五次而外症不除者。有攻裏三五次而内症不除者。源遠流長。少減復劇。以為在表也。又似在裏。以為在裏也。又似在表。用温熱則陰立亡。用寒凉則陽隨絶。凡傷寒種種危候。温証中無不畢具。亦因正虚邪盛。不能勝其任耳。至于熱症。又尤為十中八九。緣真陰為熱邪久耗。元陽無制。斯燎原不熄也。故病温之人。邪退而陰氣猶存一綫者可生。然多骨瘦皮乾。津枯肉爍。經年善調。始復未病之體。

冬傷于寒春必病温定為一大例

冬傷于寒藏于肌膚感春月之温氣始發肌膚者陽明胃經之所主也陽明經中以鬱之熱一旦發出而外達于太陽有略惡寒而即發大熱者有大熱而全不惡寒表未除而裏已先實者有邪久住太陽一經者有從太陽復傳陽明不傳他經者有自三陰傳入胃府者亦間有從太陽循經遍傳三陰如冬月傷寒之例者大率太陽陽明二經是邪所蟠據之地故在太陽則寒傷營之例者證十不一見在陽明則讝語發斑衄血蓄血發黄脾熱約等證每每兼見而凡發表不遠熱之法適以增温証之困阨夫温証之分經用法一大例

巻二

比傷寒大有不同。而世方屈指云。某日某經。某日傳經已盡。究竟於受病之經。不能摸索。以求良治。所謂一盲引衆盲。相將入火坑。古今同慨矣。

按溫熱病。亦有先見表症而後傳裏者。蓋怫熱自內達外。熱鬱腠理。不得外洩。遂復還裡。而成可下之症。非似傷寒從表而始。故悞攻而生變者多。溫症未必從表始。故攻之亦不為大變。然鬱熱必從外洩為順。悞攻而引邪深入。終非法也。

按溫熱病。表症兼見而裏症為多。故少有不渴者。法當以治裏為主。而解肌兼之。亦有治裏而表自解者。其間有悞攻裏而致害者。

乃春夏暴寒所中之疫癘。邪純在表。未入于裏故也。不可與温熱病同論。

例

太陽病、發熱而渴、不惡寒者、為温病、

喻嘉言註、温者。春令之氣也。冬夏秋。雖有氣温之日。不如春令之正且久也。

再按温病。亦或有新中風寒者。或有表氣素虛者。不禁風寒。衛虛則惡風。營虛則惡寒。又不可因是遂指為非温病也。然即有之。亦必微而不甚。除太陽一經。則必無之矣。

一大例　　卷二

林子觀註内經曰。冬傷于寒。春必病温。經曰、不即病者。寒毒藏于肌膚。至春變為温病。東垣又曰。冬傷于寒者。冬行秋令。當寒而温。火勝而水虧矣。當春之月。陽已外泄。孰為發生。腎水内竭。孰為滋養。身之所存者熱耳。故為温病。夫受病之由既殊。所發之時又異。則雖頭痛項強發熱。同是太陽病。豈可同于傷寒太陽證以治哉。曰不惡寒。過時而發。在表者輕也。曰渴。熱鬱已深在裏者重也。然則有從同之裏證。而有必不可同之表藥矣。經第例其端。而不竟其旨。其治法與入裏之證。不一再見。豈非散亡已多哉。

張璐註。發熱而渴。不惡寒。提挈温病。自內而發之大綱。凡初病不惡寒。便發熱煩渴。三四日間。或腹滿。或下利者。此温病也。若先惡寒發熱。三四日後。表邪傳裏。變為煩渴者。此又傷寒熱邪傳裏。而顯內熱也。

周禹載註。温病由伏邪自內發出。一達于外。表裏俱熱。熱勢既壯。鬱邪耗液。故發而即渴。其表本無邪。鬱內方喜寒。故不惡寒。延至三四日間。或腹痛或下利者。即此証也。與傷寒之先表後裏者大異。然獨係太陽。以未顯他經之証。明自少陰發出為表裏也。

一大例　　卷二

程扶生註此辨温病脉症也發熱者邪當在表然初熱而即渴則熱在少陰之裏矣熱在骨髓故不惡寒此為冬傷于寒遇春氣温熱而發之病即所謂熱病也内經曰冬傷于寒春必病温又曰藏于精者春不病温

汪琥註不惡寒發熱而渴此是陽明温病但頭項强痛之症兼属太陽故係之為太陽病愚又以四時之氣在春為温正氣傷人即時可以致病未必盡由冬傷于寒所致故其治法亦不與傷寒同也

義按汪氏論温症未必盡由冬傷于寒最為有識

沈氏擬脈實
有會心

沈撓註此是温病証據難經傷寒有五之一六火之氣也夫火特五氣之一乃分而為二者以陰陽之異耳暍熱之火陽火也淂之烈日故三時不病惟夏日太亢乃病温病之火陰火也得之熱鬱四時皆有不獨夏也素問分先夏至日為病温後夏至日為病暑此第言其大略不若本論從脈症上分別尤確本條不言脈難經亦云温病之脈行在諸經不知何經之病是憑症不憑脈之說也必欲擬脈當即于下文風温脈推測之風温之脈陰陽俱浮夫風脈本陽浮而陰弱是陽浮而陰不浮也今因風温二字並至所以陰陽俱浮若有陰温無風則當陰浮

一大例

卷二

而陽不浮矣陽即寸陰即尺素問云一呼脈三動一吸脈三動
而躁尺熱曰病溫尺不熱曰病風⺀以尺部辨溫矣蓋冬不藏
精春必病溫藏精者腎尺外以候腎所以病溫應在尺部也
是條有痉而無治法條內不惡寒句已暗遞于陽明矣陽明論
云病有得之一日不發熱而惡寒者即遙接此條頌不稱陽明
而稱太陽者以未見胃家實而尚有頭項痛也故太陽病三日
發汗不解蒸蒸發熱者屬胃也調胃承氣湯主治
義按沈氏立論實本柯氏注釋而言之也柯氏之言曰太陽
病而渴是兼少陰矣然太少兩感者必兼惡寒而且煩滿今不

煩滿則不涉少陰反不惡寒則非傷寒而為溫病矣溫病內外皆熱所以別于中風傷寒之惡寒發熱也此條不是發明內經冬傷于寒春必病溫之例義只槩言太陽之病之証如此若以春溫釋之失仲景之旨矣夫太陽一經四時俱能受病不必于冬人之病溫不必因于傷寒且四時俱能受溫不必于春推而廣之則六經俱有溫病非獨太陽一經也餘義太陽詳內經註疏中柯氏之論如此其謂溫病四時皆有不必于春沈氏宗其說亦以溫病之火為陰火淂之鬱熱四時皆有不獨于夏其言夏者以素問先夏至日為病溫言之也柯氏喜為新奇欲翻前

人之案。故以此條。謂非發明內經冬傷于寒。春必病溫之旨。試思非以此發明經旨。則所謂病溫者何在乎。沈氏并將素問先夏至日為病溫句。為第言其大畧。一槩抹倒。不遵內經之旨。將誰遵乎。至其論脈處。實有見地。瑕不掩瑜。故採附于後。

附例

形作傷寒。其脈不弦緊而弱。非傷寒矣弱者必渴。被火者必讝語。弱者發熱似也所以渴也脈浮。解之。當汗出愈。

喻嘉言註。風性弱緩。故脈亦弱。弱發熱。即內經諸弱發熱之義也。脈既浮。當以法解之。使汗出而愈。取解肌。不取發汗之義意。

又按温熱病原無風傷衛寒傷營之例原無取乎桂枝麻黄二方也即敗毒散參蘇飲等初亦止可用于初春氣温未發熱之時若過時而發之温病暑病尚嫌其藥性之帶温況于桂麻之辛熱乎然仲聖不言桂麻為不可用者有二説焉一者以剔出桂麻則三陰絶無表藥也一者以桂麻之用不當在冬月已屢致戒春月更無可贅也後之紛紛訾議桂麻之熱者未嘗計及于冬不藏精之治耳惟知春夏有不得不用庶知仲聖立方之神哉

脈浮熱甚反灸之此為實實以虚治因火而動必咽燥吐血

一大例

卷二

喻嘉註：脈浮熱甚。邪氣盛也。邪氣盛則實。反炙之。血隨火炎而妄逆。所必至矣。咽燥者火勢上逼。枯涸之應耳。若是少陰見症。而當不止此一端。故不入冬不藏精一例。

病如桂枝症。似乎中風。頭不痛。項不強。則太陽無外入之邪而非中風。寸脈微浮。則邪自內出而不當過表。胸中痞鞕。痰涎塞膈。氣上衝咽喉不得息者。胸有寒也。當吐之。宜瓜蒂散。病人有寒。復發熱汗。胃中寒。必吐蚘。

喻嘉註：仲聖不曰病似中風證。而曰病如桂枝症。恐後人誤以治溫一例。溫入太陽中風之例而滋擾。故更換其名也。吐法多用梔豉湯。此用瓜蒂散。取其吐頑痰而快膈。湧風涎而逐水也。

有痰而悞發汗徒亡津液胃中空虛蚘失所養故證逆而上出也宜瓜蔕散

病人手足厥冷（似涉厥陰）脈乍緊者邪結在胸中（非厥陰也）心中滿而煩飢不能食者病在胸中當須吐之宜瓜蔕散

喻譪註此證乃痰邪自内而作即四證類傷寒之痰證也

病人身大熱反欲得近衣者熱在皮膚寒在骨髓也（表實裏虛）身大寒反不欲衣者寒在皮膚熱在骨髓也（表虛裡寔）

喻譪註此以六合之裡表證設合藏府而言之則皆謂之表矣

病在陽（表未罷熱未除）應以汗解之反以冷水噀之若灌之其熱被卻不

不得去。彌更益煩。肉上粟起。意欲飲水。反不渴者。熱邪為水寒所制服文
蛤散。鹹寒利水若不瘥者。與五苓散。寒實結胸無熱症者。兩寒相搏與三物
小陷胸湯。白散亦可服。寒結重者

喻嘉言註。病在陽。則不兼陰可知。正合第一例也。

病人藏無他病。裏氣和也時發熱。或然或或不然自汗出而不愈者。此衛
氣不和也。先其時未發熱之先發汗則愈。宜桂枝湯主之。
病常自汗出者無時不然此為營氣和。營氣和者衛不諧。以衛氣不共
營氣和諧故爾。以營行脈中。衛行脈外。復發其汗。營衛和則愈。宜
桂枝湯。

喻嘉註蔵無他病，但衛氣不和，亦陽病而陰不病之例也。

再按春温之症，由肌肉而外達于皮膚，則太陽膀胱之邪傳自陽明胃經，與冬月外受之風寒，始先便中太陽，而傷其營衛者迥乎不同。故此但言衛不與營和，其無太過可知也。既衛不與營和，當用麻黄，乃但用桂枝者，可見温症中發汗之法，皆用解肌，蓋久鬱之邪，一解肌則邪自散，若大汗而重傷津液，及變起矣。此先聖用法之大綱也。

病人脉數，數為熱，當消穀引食，而反吐者，此以發汗，令陽氣微，膈氣虚，脉乃數也。數為客熱，不能消穀，以胃中虚冷故也。

一大例

卷二

喻謙註、發汗而令陽氣微。悞之甚也。陽微則胃中虛冷。而脈反數者。不過客熱之微。溫其胃而客熱不留。斯脉不數矣。

又按胃中之陽微。與不藏精之真陽微弱者不同。

病人煩熱。太陽也。汗出則解。又如瘧狀。日晡所發熱者。屬陽明也。脉實者。陽明宜下之。脉浮虛者。太陽宜發汗。下之宜大承氣湯。汗之宜桂枝湯。

微數之脈。慎不可灸。因火為邪。則為煩逆。追虛逐實。血散脈中。火氣雖微。內攻有力。焦骨傷筋。血難復也。

喻謙註、此條垂戒。雖在溫証項下。然不專為溫証而設。所以不言証而但言脈也脈見微數則是陰虚而熱熾重以火力追逐其血有焦骨傷筋已耳今世之灼艾者亦知辨脈之微數否耶其陰虚火盛之人漫行灸法何哉

病人耳聾無聞者以重發汗虚故也

喻議註此與傷寒耳聾為少陽邪盛者迥異益見温証禁過汗也

病人不大便五六日繞臍痛煩躁發作有時者此有燥屎故使大便鞕也

病人少便不利大便乍難乍易時有微熱喘冒不得臥者有燥屎

也宜大承氣湯

大下後六七日不大便煩不解腹滿痛者此有燥屎也宜大承氣湯

喻謙註仲聖治温疫凡行（用）表法皆行桂枝湯以示微發于不發之意也凡用下法皆大承氣湯以示急下無所疑之意也不知者鮮不以為表在所輕而裏所重在殊大不然蓋表裏無可軒輕所以然者只慮熱邪久踞陽明胃中津液先傷故當汗而惟恐過於汗反重傷津液當下而惟恐不急下以亟存其津液也

本發汗而復下之此為逆也若先發汗治不為逆本先下之而反

汗之。此為逆也。若先下之。治不為逆。

喻嘉言註、觀此、則温證比傷寒太陽經之變證為差減。而汗下之次第。亦為不同矣。

凡病。若發汗若吐若下。若亡津液。陰陽和者必自愈。

喻嘉言註、觀此、則病温之人。素無内傷。及不藏精之類者。為易愈也。

解肌諸方

桂枝湯

葛根柴胡湯

桂枝加葛根湯　卷三
升麻葛根湯　卷三
葛根葱白湯　卷三
葛根黄芩黄連湯

附方
人參敗毒散　卷七
參蘓飲　卷七
海藏大羌活湯　詳卷四

解肌後。病不去。反惡寒者虚也。

芍藥甘草附子湯脈細身踡者方可服

解肌後。身疼痛。脈沉者。

桂枝加芍藥人參新加湯

解肌後。汗出過多。心下悸。欲得按者。

桂枝甘草湯

解肌後。臍下悸。欲作奔豚者。

茯苓桂枝甘草大棗湯

解肌後。煩渴。脈洪大。

白虎加人參湯

一大例

解肌後。腹脹滿。
厚朴生姜人參湯
解肌後。不惡寒。但惡熱。
調胃承氣湯
解肌後。惡熱無下証。
知母石膏湯
解肌後。脉浮數。小便不利。微熱煩渴。
五苓散
解肌後。胃乾煩不淂眠。欲飲水者。少少與之。

吐法

瓜蒂散

梔子豉湯

傷寒内有専論

清熱諸方

白虎湯　石顔加法人中黄黄連或人参犀角連翹

白虎加人参湯

白虎加蒼朮湯

白虎加桂枝湯

元参升麻湯
升麻梔子湯
和解諸方
竹葉石膏湯　詳補遺在卷末二方在清熱諸方中
竹葉湯
小柴胡湯
小柴胡加桂湯
小柴胡加半夏加人参栝蔞湯
小柴胡加去参棗加五味子湯

小柴胡加芒硝湯

傷寒内有專論

踈風諸方

荆芥散

獨活湯

金匱風引湯

續命湯減麻黄附子

分利諸方

五苓散　脉浮而大是表。其人發渴。小便赤。却當下。用此。

一大例　卷二

豬苓湯　汗多者不可與。陽明脈浮發熱。渴欲飲水。小便不利者與之。

天水散　即益元散

辰砂天水散　分利兼清鎮

壯蠣澤瀉散　治腰以下有水氣

開結諸方

三物小陷胸湯

三物白散

下法

大承氣湯　石頑有加鐵漿竹瀝姜汁法

調胃承氣湯

大柴胡湯

脉浮大是表。其人心下痞。却當下。

若煩渴燥熱。小便赤色者。嘔不止。心下微煩者。俱兩解。

下後脈促胸滿。桂枝去芍藥湯。若微寒。去芍藥加附子湯。

悮以丸藥下之。身熱不去。微煩。梔子乾姜湯。三法取其溫以散表

下後利不止。脉促表未解。喘而汗出者。葛根黃連黃芩湯。仲景取其涼以解表

下後身熱不去。心中結痛。未欲辭者。梔子豉湯。

下後心煩腹滿。卧起不安者。梔子厚朴湯。取其仍從下解

下後寸脈沉而遲。手足厥逆。下利脈不至。咽喉不利。唾膿血。瀉利不止為難治。麻黄升麻湯。取其解錯雜之邪　方詳卷三

下後傷血脈濇。葶藶苦酒湯。卷七

大汗使陽氣微。又大下使陰氣弱。其人亡血病惡寒。後乃發熱。無休止時。陰陽俱虛。氣血俱弱。故其熱不可止息。葶藶梔子湯。二方取其酸苦涌泄以助陰

解毒諸方

黄連解毒湯　卷三

黄連湯　仲景

黄連阿膠湯　仲景

黄連瀉心湯　卷八　咽痛加葳蕤桔梗人中黄

黄連龍骨湯　卷八

黄連犀角湯　卷八

黄連橘皮湯　末卷補遺

黑膏　卷八

補中

一大例

卷二

黄耆建中湯
小建中湯
理中湯
治中湯　即理中湯加青皮陳皮
温中湯
涼血滋陰
犀角地黄湯　卷三
搐鼻出水
瓜蔕散

刺鼻出血
乹栗榦
養血生津
酸棗仁湯
芍葯甘艸湯
阿膠散
炙甘艸湯
大青龍湯
五味子湯

蒻薬

一大例

卷二

附録治温熱方論

義按喩氏於三大例中。未採取黄芩湯。而張石頑周禹載兩先生。皆以此為温病之主方。其大意以温病伏藏于冬。至春乃發。自内而出。不必用表藥也。但以鄙意而論。則宜。宣通表陽。使其發于内者。尤易出也。蓋伏藏之寒。逢温氣而發。豈盡外無感所。一無所阻乎。譬如小児之痘。其感于時令者不必言。彼藉人力而種者。以氣相感也。所感之氣。非不正之氣。則其出也易。亦是由腎蔵之所伏而發。温痘之輕者。或如是也。若偶觸非時之寒。引動舊伏之邪。由内達外。蒸蒸發熱。使進辛通之劑。佐以益陰滋肺之品。其伏者從外泄。而於陰亦無傷。豈不勝于寒涼之遏抑乎。喻氏謂溫熱病。有先見表症而後傳裏者。又謂鬱熱必從外泄為易。悞攻而引邪深入。終非法也。因首列解肌諸方。又立桂枝湯加生地黃法。此真通天手眼。確乎不可易矣。豈不勝于黃芩湯之專事清熱乎。夫清熱未為不可也。但病始得之。一見表症。先以寒涼遏抑。復加酸收斂陰。火鬱不發。從使燔灼于內。為害非淺。故不得不為辨之。吾觀喻氏之治溫。全叅活法。張周兩家。但識溫病之常理。而未知其變。未免有錮邪之弊。若用之于後。奚為不可乎。

至於温邪之重者。清熱復不可緩。正在臨證化裁耳。今將方論。詳列如左。

附例 太陽與少陽合病。自下利者。與黃芩湯。若嘔者。黃芩加半夏生姜湯主之。

周禹載註。黃芩湯。治温本藥也。明言太少二陽。何不用二經藥。非傷寒也。傷寒由表入裏。此則自内發外。無表。何以知太少二陽。或脇滿。或頭痛。或口苦引飲。因不惡寒而即熱。故不得謂之表也。如傷寒合病。皆表病也。今不但無表。且有下利裏證。傷寒協熱利。必傳經而入。不若此病之即利也。温何以即利。外發未久。

内欝已深。其人中氣本虛。豈能一時盡泄于外。勢必下走作利矣。

張璐註、此言太陽少陽合病。明非傳次太陽之證。洵為温病之合病無疑。以其人中氣本虛。熱邪不能外泄。故内攻而自下利也。與黄芩湯解散表裏之熱。較之傷寒外法迥殊。按黄芩湯乃温病之主方。即桂枝湯以黄芩易桂枝而去生姜也。蓋桂枝主在表風寒。黄芩主在裏風熱。不易之定法也。其生姜辛散。非温熱所宜。故去之。至于痰飲聚膈。又不得不用姜半。此又不越傷寒治法耳。

按温病始發。即當用黄芩湯去熱為主。傷寒傳至少陽。熱邪漸次入裏。方可用黄芩。佐柴胡和解之。此表裏寒熱之次第也。義按仲聖論温病。止有發熱而渴不惡寒七字。並未言及温病之必自下利也。或謂病温者有自下利則可。若以為必自下利。則太泥矣。張氏尚看得活。周氏太説煞。今世春三月惡寒發熱者不少。非必盡發熱不惡寒也。至于下利一証。亦非病温必有之事。槩以黄芩治之。鮮不悞矣。昌不取喻氏之説參之。

一大例　卷二

黄芩湯

黄芩三兩　甘草二兩炙　芍藥二兩　大棗十二枚擘

右四味、以水一斗、煑取三升、去渣、温服一升、日再服、夜一服、若嘔者、用下方、

黄芩加半夏生姜湯

前方加　半夏半升　生姜兩半　煎服法如前

周禹載論黄芩滌熱。且厚腸胃。故為温利主藥。以黄芩能泄熱也。然用芍藥者。為其性酸寒。深入陰分。一泄、一收。熱去而利止耳。取甘棗者。以和中也。膀胱與膽。二府俱病。胃無獨安之理。至有嘔者。非姜半之辛不能除也。

張璐論此即桂枝湯去桂枝姜棗而任黄芩也甘酸合用專治營中之虚熱其陰虚乘陽至夜發熱血虚筋攣頭面赤熱過汗傷陰發熱不止或悞用辛熱擾其營血不受補益者並宜用之真血虚挾熱之神方也設見脉浮自汗營衛不和縱非外感仍属桂枝湯証矣

義按此條周氏入温證篇張氏入三陽發温熱例

附例 陽明病脉浮而緊咽燥口苦腹滿而喘發熱汗出不悪寒反悪熱身重若發汗則躁心憒憒反讝語若加燒鍼必怵惕煩躁不得眠若下之胃中空虚客氣動膈心中懊憹舌上胎者梔子豉湯

一大例　　卷二

主之。若渴欲飲水。口乾舌燥者。白虎加人参湯主之。若脉浮發熱。渴欲飲水。小便不利者。猪苓湯主之。

張璐註、此伏氣因感客邪而發。故脉見浮緊也。然浮緊之脉。而見發熱汗出不惡寒反惡熱之証。雖是温病。却與傷寒之陽明不異。加以咽燥口苦腹滿而喘身重。明係温熱之候。所以汗下燒鍼。俱不可用。宜其黄芩白虎湯主治也。更兼風寒客氣在膘。故舌上胎滑。而黄芩輩又禁用。則當湧以梔子豉湯。此治太陽而無礙陽明矣。若前證更加口乾舌燥。則宜白虎湯以解熱生津。若更加發熱煩渴。小便不利者。又為熱耗陽明津液。更宜猪苓湯以導熱滋乾。摠由客邪寒氣在胃。雖用黃芩白虎輩寒藥。
故別尋旁竇。以散熱邪耳。傷寒小便不利。以脈浮者屬氣分。
五苓散。脈沉者屬血分。豬苓湯。而溫熱病之小便不利。脈浮者。
屬表症。豬苓湯。脈沉者。屬裏症。承氣湯。傷寒自氣分而傳入血
分。溫病由血分而發出氣分。不可以此而礙彼也。
周禹載註。浮緊傷寒脈也。何以為熱病。以其發于夏。反惡熱不惡
寒也。又何以獨言陽明。以夏時濕熱上蒸。邪從胃發。且腹滿而
喘。種種皆陽明病也。然咽燥非少陰症耶。不知陽明為從出之
途。而少陰其伏藏之地也。夫既陽明病熱。又曷為脈反浮緊。正

一大例　　卷二

以夏時肌腠本開。人本多汗。邪風襲入。致腠反開。而無汗。故之夏
風脉。每多顯冬之寒脉也。爾時先以梔子葱豉撤其外。繼以白
虎湯治其本。不亦可乎。若不知者。以辛熱汗之。耗其津液。必至
躁妄昏昧。火刼溫鍼。燥其陰血。必至驚擾無寐。下之則復亡其
陰。必至胃虛邪陷。心中懊憹。此皆誤治。將何以救之乎。觀舌上
胎滑者。則外邪尚在。以梔子解熱。香豉去邪。是為合法。若渴飲
水漿。口乾舌燥。知其外邪亦入。總以白虎湯為治。加人參者。以
悞治而津液大傷也。設使緊脉去而浮在。發熱飲水。小便不利。
則其浮為虛。而熱已入膀胱矣。知入膀胱者。曷不飲以四苓。而主

以豬苓耶傷寒之小便不利結于氣分熱病之小便不利由于血分者也因邪鬱既深耗液日久故必以阿膠補虛滑石祛熱而無取于白朮也

白虎加人參湯

知母六兩　石膏一斤碎　甘草二兩　粳米六合

人參三兩

右五味以水一斗煮米熟湯成去渣温服一升日三服

周禹載論曰至乾舌至燥津液竭矣能生津液而神速者莫若人參故加之

趙以德論、汗出惡寒身熱而不渴者中風也。汗出惡寒而渴者。中暍也。其證相似。獨以渴不渴為辨。然傷寒中風。則皆有背微惡寒。與時時惡寒而渴者。亦以人參白虎湯治之。蓋以火酷肺金。肺主氣者也。肺傷則衛氣虛。衛虛則表不足。由是汗出身熱、惡寒。內經曰。心移熱于肺。傳為膈消。膈消則渴。皆相火傷肺所致。可知其要在救肺也。石膏能治三焦火熱。功多於清肺。是用為君。知母亦就肺中瀉心火。滋水之源。人參生津。益所傷之氣而為臣。粳米甘草。補土以資金為佐也。

徐忠可論、白虎湯。但能解熱。不能解表。故必無表証而裏熱者宜之。煩渴。裏熱之徵也。至欲飲水。知陰火燥爍。無陽而液乾。陽虛甚矣。故加參以濟之。若背微惡寒。而口燥心煩者。蓋背為至陰之地。今表熱少。裏熱多。挾虛故雖表退而有寒。比通身惡寒不同。故亦加參。若傷寒七八日至大渴舌燥而煩者。甚至欲飲水數升。其熱何如。特以熱結在裏。所以表熱不除。而時時惡風。乃氣傷于熱而餒。不可泥為表邪。亦白虎加參。以表之微風為輕。裏之因寒變熱結為重也。設脉但浮而不滑。證兼頭痛身疼。則雖表裡俱熱。而在表之邪渾未退。白虎不可用。即加參不更助其邪耶。

許叔微治案　有人傷寒初病嘔吐。俄為醫者下之。已七八日。而内外發熱。予診之。曰。當用白虎加人參湯。或曰。既吐且下。且重虛矣。白虎可用乎。曰。仲聖云。若吐若下後。七八日不解。熱結在裏。表裏俱熱者。白虎加人參湯。政相當也。蓋始吐者。熱在胃脘。而脉至今洪大。於是三投湯而愈。大抵白虎能除傷寒中暍表裏發熱。故前後證。或表裏俱熱。或表熱裏寒。皆可服之。一種脉浮無汗。其表不解。全是麻黃與葛根症。安可行白虎也。

豬苓湯

豬苓一兩去皮　茯苓一兩　阿膠一兩　滑石一兩碎

澤瀉一两

右五味以水四升先煮四味取二升去滓内阿膠烊消盡温服七合日三服

周禹載論熱甚膀胱非水能解何者水有止渴之功而無祛熱之力也故用豬茯之淡滲與澤瀉之鹹寒與五苓不異而此易白朮以阿膠者彼屬氣此益血分也易桂以滑石者彼有表而此為消暑也然則所蓄之水去則熱消矣潤液之味投則渴又除矣

趙翱論仲聖製豬苓一湯以行陽明少陰二經水熱然其旨全

在益陰，不專利水。蓋傷寒在表，最忌亡陽，而裏虛又患亡陰。亡陰者，亡腎中之陰與胃家之津液也。故陰虛之人，不但大便不可輕動，即小水亦忌下通。倘陰虛過于滲利，津液不致耗竭乎？方中阿膠養陰，生新去瘀，於腎中利水，即于腎中養陰；滑石甘滑而寒，于胃中去熱，亦于胃家養陰；佐以二苓之淡滲者行之，既疏濁熱而不留其瘀壅，亦潤真陰而不苦其枯燥，源清而流有不清者乎？顧太陽利水用五苓者，以太陽職司寒水，故急加桂以溫之，是煖腎以行水也；陽明、少陰之用豬苓，以二經兩關津液，特用阿膠、滑石以潤之，是滋養無形以行有形也。利水雖同，寒温逈別。惟明者知之。

徐[illegible]論五苓。太陽藥也。故用桂枝白朮。豬苓湯易以阿膠滑石。則為導水滋陰。湯熱利竅之劑。而非太陽藥矣。故少陰病。下利六七日。咳而嘔渴。心煩不得眠者用之。謂下利六七日本熱利寒解之時。尚兼咳渴不眠等証。是熱邪搏結水飲羈留不去。故用以利水潤燥。若脉浮發熱。渴欲飲水。小便不利。安知非太陽膀胱瘀熱。而亦用豬苓湯。以其從陽明來。即不得復責膀胱。而用五苓也。唯義取滋陰導水。故陽明病汗多而渴者。豬苓湯即在所禁。若五苓則一見陽明有汗証。便禁用。不必多而渴矣。以

一大例

卷二

邪不在膀胱而用桂。是誅責無辜也。

王晋論：五者皆利水藥，標其性之最利者名之，故曰豬苓湯與五苓之用，其義天淵。五苓散入本利水，監以逞脾，守陽是通而固者也。豬苓湯治陽明少陰熱結利水，複以滑竅，育陰是通而利者也。蓋熱邪壅閉劫陰，取滑石滑利三焦，泄熱救陰，淡滲之劑。惟恐重亡其陰，取阿膠即從利水中育陰，是滋養無形以行有形也。故仲聖云：汗多胃燥，雖渴而裡無熱者，不可與也。

義按：已上張氏入三陽，發溫熱例。周氏入熱病篇。

附例　陽明病，汗出多而渴者，不可與豬苓湯。以汗多胃中燥，豬苓湯復利其小便故也。

張璐註。太陽傷寒犯本。有五苓散兩解一法。而陽明溫熱復有豬苓湯導熱滋乾一法。然汗出多而渴者不可服。蓋胃明胃主津液。津液充則不渴。津液少則渴矣。故陽明熱甚。必先耗其津液。加以汗多而奪之于外。復利小便而奪之于下。津液立亡矣。其脈浮發熱。渴欲飲水。小便不利而汗出少者。方可用豬苓湯。脈熱發熱。渴欲飲水。口乾舌燥。而汗出多者。則宜白虎加人參。其法已具上條。若脈沉熱蒸多汗。渴欲飲水。而小便黃赤不利者。又當從承氣下之。以救陰為急也。

一大例　　卷二

周禹載註。渴而小便不利。本當用豬苓湯。然汗多在所禁也。此與傷寒入府不令溲數全意。蓋邪出陽明。已劫其津。汗出復多。更耗其液。安可再下奪耶。以白虎加人參去其熱。則不利小便津回而自利矣。

義按此條張氏入三陽發溫熱例。周氏入熱病篇。

附例

三陽合病。脈浮大。上關上。但欲眠睡。目合則汗。

張璐註。溫熱之氣。自內達表。故三陽合病最多。此條言溫病。故但目合則汗。其非熱病之時時大汗可知矣。以其表裏俱熱。六合俱邪。故關上之脈大浮。但欲眠睡。其為陽明之熱。又可知矣。

而目合則汗。又屬少陽。治當從小柴加減。或黃芩湯。加柴胡尤妥。設熱病見脈浮大。但欲眠睡而盜汗者。為正氣本虛。故其勢反不甚劇。又當用白虎加人參湯也。

方仲行註。太陽脈浮。陽明脈大。關上乃少陽之部位。故曰三陽合病。但欲眠睡者。熱聚于胃也。目合則汗者。少陽少血。虛則不與陽和。寐屬陰。故盜汗出也。

周禹載註。溫氣發出。乃至三陽皆病。其邪熱涵實。不言可知。故其脈浮大也。憶邪伏少陰時。則尺脈亦已大。今因由內達外。由下達上。而浮大見于關以上。故曰上關上也。邪雖上見陽位。少陰之源未靖。則欲眠尚顯本症。而目合則汗。即為盜汗。又顯少陽本証。何以獨見少陽。因母虛子亦虛。而少陰邪火。與少陽相火。同升燔灼也。然何以不言太陽陽明二經證。以浮為太陽經脈。大為陽明經脈也。治法當以小柴胡去人參姜半。加芍藥為主。

程郊倩註、此三陽合病之証。陽明居中土也。萬物所歸。大為陽明主脈。太陽以。其脈。合。故浮大在關上。從關部連上寸口也。少陽以。其。証。合。故但欲眠睡。目合則汗。但欲眠為膽熱。盜汗為半裏表也。此条原論入少陽篇。配入下条。當。是。有。汗。則。主。白。虎。無。汗。則。主。小。柴。胡。湯。也。

義按此条張氏入三陽叢温熱例。而意亦主温症。周氏入温病篇。

附例

三陽合病。腹滿。身重難以轉側。口不仁而面垢。讝語遺尿。發汗則讝語。下之則額上生汗。手足逆冷。若自汗出者。白虎湯主之。

張註路玉 此言熱病兼暍之合病也。夏月天令炎熱。伏鬱之邪多乘暑氣。一齊發出三陽。中州之擾亂可知矣。此時發汗則津液倍竭。故讝語益甚。下之則陽邪內陷。故手足逆冷。熱不得越。故額上生汗也。既不宜於汗下。惟有白虎一湯主解熱而不礙表裏。在所急用。若疑手足逆冷為陽虛。則殺人矣。

周禹載註、此因中暍○而引動伏邪齊出三陽○為病極重○腹滿者本熱本病也○身重難以轉側者○濕本病也○若口不仁而面垢○譫語遺尿○則是暍本病矣○惟熱暍相兼○熱勢尤劇○此時倘復汗之○則津液外亡○而譫語轉甚○若下之則陰氣下竭○而陽氣轉脫○故額汗而手足逆冷矣○故必仍自汗出者○主以白虎○設誤汗下而證如上者○加人參為無疑也○

程郊倩註、若前證見腹滿身重者○陽盛于經○裡氣莫支也○口不仁譫語者○熱淫布胃○氣濁識昏也○此是陽明主證○而少陽之合○則見面垢證○風木動而塵棲也○太陽之合○則見遺尿證○膀胱熱而不可也。凡陽盛者陰必虛。而熱甚者氣必傷。汗則傷氣。讝語者。胃虛涸也。下則傷陰。額上汗出者。陽無依而上越也。手足逆冷者。陰被奪而熱深厥深也。內燔外寒。陰脉將絕。血不內守。氣將安附。危機成矣。計惟化熱生津。從陽分清田陰氣。使氣清則液布。固白虎湯之職也。胃熱袪而肺金肅。水亦溉自高原矣。沈饒註雖曰三陽合病。而陽明為多。故止清陽明之熱。而三陽之病自已。

白虎湯

知母六兩　石膏一斤碎　甘草二兩　粳米六合

右四味、以水一斗煮米熟湯成、去滓温服一升、日三服、

方中行論、白虎者西方之金神。司秋之陰獸。虎嘯谷風。冷涼生。酷暑消。神于解秋莫如白虎。知母石膏。辛甘而寒。辛者金味。寒者金性。辛甘且寒。淂白虎之體焉。甘草粳米。甘平而温。甘取其緩。温取其和。緩而且和。淂伏虎之用焉。當以此合大小青龍真武而論之。四物者四方之通神也。而以命加蓋以化裁四時。神妙萬世。名義両符。寔自然而然者也。

李𡌴論、身以前胃之經也。胸肺胃之室也。邪在陽明。肺受火制。故用辛寒以清肺氣。所以𧗶為白虎也。煩出于肺。躁出于腎。

君以石膏佐以知母之苦寒。所以清胃之源。緩以甘草粳米。使不速下也。

張蘊論活人謂白虎治中暍并汗後。一解表藥耳。非正傷寒藥也。况夏月陰氣在內。尤宜戒之。夫白虎具載仲聖之書。詎治昭然明白。何言非正傷寒藥也。又明理論云。立秋後不可服。恐白虎大寒。將變臟不食。二說俱偏。夫傷寒之證。有是病即投是藥。安可拘于時哉。設使秋冬之間傷寒。身無表證。而大熱煩渴。于法合用白虎湯。苟拘于時。何以措乎。若以白虎為大寒。其承氣又可行于冬令乎。既以夏宜戒。秋後不可行。然則宜于何時也。

經云必先歲氣毋伐天和此言其常如賊邪變出陰陽寒暑六
當捨時從証豈可以時令為拘哉
王海藏論本草言粳米益脾胃而仲聖白虎湯用之入肺者以味
甘為陽明之經色白為西方之象而氣寒入手太陰也少陰証
桃花湯用之者以補正氣竹葉石膏湯用之者以補不足也
李念莪論仲聖云傷寒脈浮滑此表有熱裏有寒白虎湯主之疑
必有誤又云熱結在裏表裏俱熱大渴飲水白虎湯主之又云
表不解者不可與白虎湯又陽明一証云表熱裏寒四逆湯主
之乃知其脈浮滑表熱裏寒者必表裏二字傳訛也即仲聖數

論而斷之。豈有裏既寒而反用大寒之劑乎。豈有裏寒而脈浮滑者乎。豈有裏寒而大煩煩渴者乎。故知白虎為陽明大熱而設。其曰裏有寒者。字之差無疑也。成氏隨文釋之誤矣。知母之寒。不及石膏。且知母但主内熱。不能解肌。又止用六兩。非君也。宜作臣。石膏入肺屬金。其色白。其性雄。正與白虎之義相合。況用一斤。非臣也。宜作君。

李埬方案、西臺葛君。二月中傷寒發熱。以白虎湯主之。面黑如墨。本証遂不復見。脈沉細。小便不禁。東垣初不知也。及診之曰此立夏以前。悞服白虎之故。故遂見証如此。白虎大寒。非行經之藥。止能寒藏府。不善用之。則傷善氣。本病隱于經絡之間。或投以大熱之劑。求以去陰邪。則他証必起。非所以救白虎也。可用温藥升行陽經。有難者曰。白虎大寒。非大熱何以救之。東垣曰病隱經絡間。陽道不行。而本証見矣。人何疑哉。果如其言而愈。

義按此条張氏入三陽發温熱例。周氏入熱病篇。

附例

傷寒脈浮滑。此表有熱。裏有寒。白虎湯主之。

方仲註。浮者風也。言不獨傷于寒也。滑為裏熱。以滑且浮。知熱不獨在裏也。故指言此表有熱。蓋表裏俱熱之謂也。裏有寒者。

裏字非對表而稱。以熱之裏言。蓋傷寒之熱本寒因也。故謂裡有寒。指熱之所以然者也。夫表裡皆熱。欲兩解之。極其難也。譬如夏秋兩届之間。燥熱酷甚。非金風之薦涼。則暑毒不解也。

周轍註、熱病皆傷寒伏邪也。至發則但熱矣。乃仲景仍以傷寒揭之者。正所謂樂〻其所自生。禮不忘其本也。

沈亮註、浮者表脈也。肺家為表。與太陽氣合。表熱而炎及于肺。脈所以滑〻為陽邪也。裏有寒者胃府屬裏。胃府之裏無熱也不渴為液未竭。故止用白虎清熱。而不加參耳。

張璐註、存参世本作表有熱。裡有寒。必係傳寫之誤。千載無人揭出○今特表明○夫白虎湯○本治熱病暑病之藥○其性大寒○安有裡有寒者可服之○理○詳本文脈浮滑○而滑脈無不寔之理○明係伏邪發出于表之徵○以其熱邪○初乘肌表○〻氣不能豚邪○其外反顯假寒○故言表有寒○而伏邪始發未盡○裡熱猶盛○故言裡有熱○以其非有痞結寔熱○乃用白虎解發鬱發之邪○或言當是表有熱裡有寔○寒字與寔字形類○其說近是○而非○若果裡有寔○則當用承氣○不當用白虎矣○按此本言熱病○何仲聖不曰熱病而曰傷寒者○其藏機全在于此○欲人深求而自得也○蓋熱病乃冬不藏精○陽氣發泄○驟傷寒冷○致邪氣伏藏于骨髓○至夏大汗出

而熱邪始發故仍以傷寒目之以伏邪從骨髓發出由心包而薄陽明處方仍以石膏救陽明之熱知母淨少陰之源甘艸粳米護心包而保肺氣是以氣弱者必加人參也後人不審每以白虎湯治冬月傷寒發熱今特昭揭此義以為冬月擅用白虎之戒

程郊倩註存參温熱邪之暴乘直中者舍白虎無能獨當一面若如傷寒必顯寒証可知及診其脈浮中不但無緊且復多滑知其陽氣盛極而鬱蒸此裡有熱也裡熱盛則格寒于外多厥逆身涼証此表有寒也讀厥陰篇中脈滑而厥者裏有熱也白虎

一大例　　卷二

湯主之。則知此處表裡二字為錯簡。云裡有熱。渴燥飲水可知。若據表而言。何嘗無大青龍証。而一意主及白虎。使表裡撤拒。而陰隨陽退。中外肅清。一舉両得。并不藉力于人参之匡助耳。

沈抗註。存參暍刻本作寒。如果裏有寒。何以反用石膏知母。表有熱。即身熱也。首節止言病名。不言脈証。出方主治。此節言脈症。両節本是相承。非和較訂時。此節幸有寒字之誤。不被摘出。若見暍字。早已摘置別論中矣。程郊倩後条辨云。暍病脈不浮。不思本論之暍。即難經之熱病也。難經云。熱病之脈。陰陽俱浮。浮之而滑。沉之散濇。此是緊要處。豈可糢糊讀過。　本条脈浮滑。與難經熱病脈合。則白虎的是熱病主方。而寒字的是暍字之誤。

附録首節原文

太陽中熱者暍是也。其人汗出惡寒。身熱而渴也。

義按此条張氏本作表有寒裡有熱。程氏本作裡有熱表有寒。兩説相合。程氏将二句原文倒轉了。沈氏又謂表有熱裡有暍。是以暍字易寒字矣。而首句仍其舊。竊思此条文義原跟傷寒二字来。其所以熱者。入者。主之也。所入者為寒。陽鬱為火。内且熱熾。而外之熱更無論矣。此条文義於暍病中已詳論之。今復因三家立説之異同。再為明辨以正其訛。

周禹載熱病論

冬傷于寒，夏必病熱，則是熱病。與春溫對峙，而非夏時所感之熱也。乃嘉言尚論天之六氣，春秋冬各主一氣，獨夏月兼主三氣，謂痓濕暍者。此仍是氣感之証，而非伏藏之寒至夏始發之熱也。故人素有伏氣將發，復感濕暍者有之。若但病痓濕暍，不得即謂之熱病也。故熱病為自內發出，不論兼見何經，必由陽明，並無表症。其有表者，必外受風邪，不得遽投白虎，亦必先撤外邪，而後本湯可用。此亦先表後裡之說也。

又論曰：熱病即伏寒也。彼冬傷于寒，發于春為溫病，發于夏為熱病。何彼發于春。此發于夏耶。蓋所感之輕重不同。而人之強弱亦異。所觸發亦異。有因飢飽力役者。有因房室勞傷者。故春時雖行風木之令。使氣血不至大虧。感觸亦有先後。不即發也。至夏則陽氣盡洩。而大火令行。正屬濕火寄王。爾時之邪。尚肯伏乎。故其發源自少陰。由出之途。自陽明。溫病由出之途。自少陽。雖所合之經不一。要不離乎陽明少陽者。各因時令之氣也。但為熱既遲。為熱愈熾。此仲聖所以用石膏。升涼胃熱。以知母蕩滌腎熱。用甘草粳米。維持中氣也。

義按沈氏堯封。論暍病曰。太陽中熱一條。此是熱病証據。素

一大例　　卷二

問在天為熱。在地為火。熱者火之氣也。故熱乃五氣之一。而熱病即傷寒有五之一。本論以難經熱字。恐與下文温字相混。故特指出曰暍是也。感烈日之氣而病。即素問寒暑燥濕風之暑病。或曰暍是陽邪。暑是陰邪。土潤溽暑。熱兼濕言也。似與暍有異。曰寒往則暑來。與寒對待。非專言熱而何。古人稱暑暍熱一也。若濕熱併至之病。難經名濕温。不名暑。迨至隋唐後。皆指濕熱為暑。於是真暑之名失。而暍之名更不知為何病矣。沉氏之論如此。則熱病是統暍而言之。故以熱病為病熱則可。謂熱病為皆伏寒則不可也。其所謂冬時之伏寒者亦百中之二三耳且暍証一条本論明書太陽中熱四字何曽以熱病為必冬時之伏寒此即是確據吾謂沈氏所論是活法若周氏所論未免太執滞矣

附例

傷寒脈滑而厥者裏有熱也白虎湯主之

張路玉註滑陽脈也故其厥為陽厥裡熱鬱熾所以外反悪寒厥逆往〻有唇面爪甲俱青者故宜白虎或竹葉石膏解其鬱熱則愈　此条明言裡有熱益見前条之表有熱裡有寒為誤也叔和因脈滑而厥遂以此例混入厥陰篇中今帰此

周禹載注滑為邪寔何反致厥即熱深厥深之義故特申之曰裏

一大例

巻二

有熱也。裡熱安得不用白虎乎。

柯韻註：脉微而厥為寒厥。脉滑而厥為熱。厥陽極似陰之症。全憑脉以辨之。然必煩渴引飲，能食而大便難，乃為裡有熱也。

義按海陽程氏註傷寒脉浮滑一条。其引厥陰条中。有脉滑而厥者為裏有熱。故王氏謂表裡字誤。然是裡寒變熱風温病也。此是確論。余數年前未見海陽書。已力為辨駁。自以為獨窺奥旨。不意海陽之先得我心。蓋古聖立説。其意深。其旨遠。管窺蠡測。何由洞見精微。即如裡有寒三字。聚訟紛紛。總由未明陰陽變化之理耳。

附例　傷寒脉浮，發熱無汗，其表不解者，不可與白虎湯；渴欲飲水，無表証者，白虎加人參湯主之。

張璐註：白虎但解熱而不能解表，故熱病稍帶暴寒客邪，惡寒頭痛身疼之表証，皆不可用，須脉洪大，或煩熱燥渴，始可與服。若先前微帶非時表邪，二三日後，客邪先從表散，但顯熱病脉症，煩渴欲飲水者，為津液大耗，又非白虎所能治，必加人參以助津氣，則熱邪始得解散耳。

周禹載註：發熱汗出，熱本病也。今脉浮無汗，必因邪風襲表，豈可竟與白虎湯乎？故必以辛涼先撤其邪，然後治熱，始為無碍。

假使表邪解而煩渴轉甚者○明係因邪以更耗津液○白虎湯固非解表之劑○又豈有助正之功○加人參者益其元也○元稍益而熱易清矣○

程郊倩註可見白虎能劃青龍之局者○以青龍之局○自經解散○僅餘零星破碎之假寒○故白虎得成其白虎耳○燥渴雖同○而寒之微甚○遂有毫釐千里之別○則欲主白虎者○不妨仍于大青龍之全局○重繙榜樣也○如傷寒脉浮發熱無汗○其表不解○應發汗○是大青龍之外症全具也○加以白虎之煩渴○是大青龍之裡症全具也○此証而主白虎○所謂以呂易劉○豈惟白虎無成○而蒼龍之

禦地于此矣。必煩渴欲飲水。徒有大青龍之裡症。其表已解。無復大青龍之外証。然後可翻開局面。而以白虎加人參湯主之。學者欲白虎之所宜。須明白虎之所禁。然後石羔一物。可以畀而畀之。令其助雨而為龍。可以尊而尊之。令其呼風而為虎。不至悞也。

渴欲飲水。無表症者。太陽症罷。轉屬陽明也。轉屬陽明而未入裏。祇為白虎症。而非承氣症。以其燥熱在膈耳。膈者太陽之裏。而陽明之表也。

程扶生註。戒輕用白虎也。言必表症皆除。而後與白虎以解裏熱。若津液衰少。則加人參以止渴。即本方加參三兩。

一大例

卷二

按溫熱病無汗表不解者宜青龍汗出無表症者宜白虎蓋東方木氣可以發散嚴寒故凡內伏熱邪本於冬時傷寒及四時傷風更為寒抑而不得發者皆當以青龍汗之西方金氣可以清解酷熱故凡表症已除而有裏熱及表裏交熱者皆當以白虎解之但用青龍者伏熱之氣妙在于先時發之逮既發則難為加矣所謂見赤色刺之也用白虎者煩渴之極妙在以人參潤之倘不渴人參又可商矣識此而後九味沖和六神通解三黃石膏用之無不如意也

附例

傷寒無大熱口燥渴心煩背微惡寒者白虎加人參湯主之

張璐註伏熱内盛。故口燥心煩。以真陽不能勝邪。故背微惡寒。而外無大熱。宜白虎解内熱毒。加人参以助真氣也。周禹載註、燥渴且煩。為熱症本病。而曰無大熱者。以獨背微惡寒也。背為太陽經位。正氣大虚。故微惡寒。安得不用補正之藥于本湯中乎。

吴註、或問白虎湯。仲聖以表不解者不可與。今時〻惡寒背上惡寒者。此有表也。又以白虎主之何也。蓋石羔辛寒。解足陽明本經熱。蒸〻發熱。潮熱。表裡皆熱。舌燥煩渇之聖藥也。且時時者。時或惡風而不常也。背微惡寒者。但覺微寒而不甚也。所有熱甚燥渴。而用則無疑矣。若夫表裏惡寒。常在背上惡寒。而不燥渴者。切不可用也。又太陽經發熱而渴無汗者。不可與之。但汗後脉洪大而渴者。則可與也。如陰經傷寒。面赤煩躁身熱。與胃虛惡心。大便不寔。脉弱食少。無大熱者。切不可用也。如悞用之。傾危可立而待矣。

張鱔註：用藥有遲速之弊。故設法以關防。法有關防不盡者。則着方以拯治也。假如上三条。前法乃設法以關防也。後条及若吐若下後。七八日不解。則著方以拯治也。夫白虎湯專治大煩大渴。古人設法之意。惟恐表症未罷而輒用之。治有太速之弊。

若背惡寒。及時々惡風二症。其中煩渴已甚。非白虎不能遏也。必俟表症俱盡。表未免。有太遲之慾。此乃法之關防不盡者。故著方以拯治也。不著方必然違法。此方法之妙。不可偏廢也。

附録前二条原文

傷寒脉浮。發熱無汗。其表不解者。不可與白虎湯。渴欲飲水。無表症者。白虎加人參湯主之。

傷寒病若吐若下後。七八日不解。熱結在裏。表裡俱熱。時々惡風。大渴。舌上乾燥而煩。欲飲水數升者。白虎加人參湯主之。

一大例　卷二

程扶生註、言燥渴心煩。宜人参白虎也。無大熱者。表無大熱也。烦渴心煩。則裏熱甚矣。背甚惡寒。則為寒症。背微惡寒。則為表虚。故主以白虎加人参。所以觧渴除熱而補不足也。要略曰。太陽中熱者。暍是也。汗出惡寒。身熱而渴。白虎加人参湯主之。故知惡寒為表虚。

附例 傷寒病。若吐若下後。七八日不解。熱結在裡。表裡俱熱。時時惡風。大渴。舌上乾燥而煩。欲飲水數升者。白虎加人参湯主之。

張璐註、詳此条表證。比前較量。何以亦用白虎加人參耶。本文熱結在裏。表裏俱熱二句。已自酌量。惟熱結在裏。所以表熱不

陰邪火内伏○所以惡風大渴○舌燥而煩○欲飲水不止○安得不以生津解熱為急耶○

周載禹註吐下後○至七八日不解○知誤治而熱邪不為吐下少衰○反因吐下轉甚○時惡風者○陽外虛也○舌燥而煩渴飲水至數升者○陰内亡也○舍人參白虎○將何以解其表裡○補其津液耶○

沈亮宸註熱結在裡○熱在肺胃也○表者經熱也○裡者肺胃熱也○時々惡風○熱極反兼寒化○熱傷肺氣故也○引飲之謂渴○舌乾且燥○謂視之無液也○煩者熱甚也○欲飲水至數升○渴之極矣○非人參石羔○為能救之○

程扶生註、此言熱結在裡。表裡俱熱。症之重者。法宜人參白虎也。表熱者。身熱也。裡熱者。內熱也。以吐下後不解。故邪氣乘虛結為裡熱。惟熱結在裡。所以表熱不除。有時時惡風一症也。大渴引飲。裡熱熾盛。安得不以白虎解急。石膏辛寒。能清裡熱。兼散表熱也。既曰表未解者。不可與白虎。又以脈浮滑。表有熱時時惡風背微惡風寒者。主以白虎何耶。曰微惡寒。則不甚惡寒也。曰時時惡風。則有時不惡風也。故非表症惡寒。常在背上惡寒。而不燥渴之比。況石羔為陽明經本藥。身熱為陽明經表症。必証從太陽來。或兼有陽明表症。乃可用之。若脈沉而口乾。又

為少陰急下之証矣○

附例

服桂枝湯○大汗出後○大煩渴不解○脉洪大者○白虎加人參湯主之○

張璐註、此本温熱病○誤認寒疫、而服、桂枝湯、也○若是寒疫○則服湯後○汗出必解矣○不知此本温熱○誤服桂枝○遂至脉洪大○大汗煩渴不解○若誤用麻黄○必變風温自汗灼熱等症矣此以大汗傷津○故加人參以救津液也○

按桂枝治外而入傷之風邪○石羔治自内而發外之熱邪○故白虎湯為熱邪中暍之的方○雖為陽明解利藥○寔解内蒸之熱○非一大例

解在經之熱也。昔人以石羔辛涼，能解利陽明風熱。此説似是而非。即如大青龍湯、越婢湯、麻杏甘羔湯、麻黄升麻湯等，加並與表藥同用。殊不知熱邪傷胃，所以必需。若在經之邪，縱使大熱煩渴，自有葛根湯、桂枝加葛等治法，並無藉于石羔也。所以傷寒誤用白虎、黄芩，溫熱誤用桂枝、麻黄，輕者必重，重者必死耳。

周禹載註：桂枝辛熱藥也。熱病本汗，或疑為風，飲以此湯，不益其熱，而大汗淋漓乎。如是則津液益傷，煩渴益甚，洪大轉增，當與本湯加參也，審矣。

林瀾註、白虎為陽明大熱而設。脉浮發熱無汗。邪猶在表也。故戒不可與。表證罷。渴欲飲水。裡有大熱明矣。故與之。若夫渴乾燥而煩。表裡俱熱。及口燥渴心煩二証。熱氣炎灼。焦膈已甚。雖有悪風微悪寒之証。直須與之。不可謂猶有表不解也。況悪風曰時時悪寒。曰背悪寒。與但在表者自異也。至于大汗出後。大煩渴。脉洪大一条。尤為白虎証具也。然但邪熱者。白虎湯証。元氣已傷。津液已涸者。加人参湯症也。白虎與葛根俱陽明要藥。此以外帶表邪。及從太陽以入陽明。故遂出之太陽篇中。其陽明篇。反闕二湯之症。則知仲聖書。所遺佚者多矣。

一大例

卷二

沈亮宸註、此治熱乘肺胃○液竭之方也○桂枝治風○汗出當解○今大汗不解○液竭而表裏熱甚○肺金鬱爍○猶赤日之流金也○石羔色白屬金而入肺○甘寒性發而解肌○用徹表裏之盛邪○知母上救肺金○下滋腎水○甘草粳米○益土以生金○又使寒涼不傷胃氣○人參氣救將竭之津○止渴而生液○細檢仲聖諸方○凡渴無不加人參者○此益水救金瀉熱之妙方○涼風至而炎威去○秋令行○白虎之名以是乎○

義按以上諸條○張氏入三陽發溫熱例○周氏皆入熱病篇○

程氏附例

太陽中風○脈浮緊○發熱惡寒○身疼痛○不汗出而煩躁者○大青

龍湯主之。若脉微弱，汗出惡風者，不可服。服之則厥逆，筋惕肉瞤。此為逆也。瞤音純

程[生夫]註、此為人之傷于寒，而為熱者立治法也。脉浮緊，發熱惡寒無汗，皆傷寒麻黄症也。而謂之中風，以其發于春温之時也。衛中風邪，本宜有汗，乃更有寒以鬱其熱，故脉緊惡寒而汗不出也。汗不得出，故致煩躁。人之傷于寒而為熱者，其汗不得出之狀類然也。發熱煩躁，必得汗而後解，猶之酷熱炎蒸，必得雨而後凉。内經謂陽之汗，以天地之雨名之，是也。龍為行雨之物，青龍為東方發散之神，故發躁熱之汗，以青龍名之。謂之大者，

一大例　　卷二

以其力冣猛而功冣神也。青龍一症。為風寒兩傷。故以麻黄桂枝二湯合用。乃減芍藥之酸收。而重用麻黄。復重用石羔者。非麻黄之辛温。則邪不散。非石羔之辛寒。則汗不出。猶之龍之為用。陰雲不升。雨澤不降也。石羔氣味辛甘太寒。辛以散風。甘以散寒。寒以降熱。一物而三善備。故發熱煩躁者宜之。張子此方。寔開河間升麻湯通解散之門户。易水九味羌活湯不過變此方而輕用之。而議者謂是書止為即病之傷寒設。不為不即病之温病設。過矣。

大青龍一方。原為無汗者。取微汗。非有汗而用之散也。若脉微弱而汗出惡風。則是少陰亡陽之證。若脉浮弱而汗出惡風不煩躁。則是太陽中風之症。皆與此湯不合也。誤服此寧不致亡陽之逆。而筋惕肉瞤耶。惕瞤者。陽氣大虛。筋脉失養。而惕然瞤然動也。張子不能必用法者盡如其法。故更立真武湯以救其失。學者苟識其鄭重之意。即百用不致一誤矣。

大青龍湯

麻黄去節六兩　杏仁去皮尖四十枚　炙草三兩　石膏如雞子大一塊

桂枝二兩　生姜三兩　大棗十二枚擘

右七味，以水九升，先煮麻黄，減二升，去上沫，內諸藥，煮取三升，

去癢溫服一升取微似汗汗出多者溫粉撲之一服汗者停後服汗多亡陽遂虛惡風煩躁不得眠也

程扶生論此服青龍治法也曰取微汗曰停後服多少慎重之意亡陽者腎中之真陽隨津液而亡也煩躁不得眠者陽亡而腎中之真陰亦與之俱亡也前既曰此為逆矣謂不當汗者不宜汗也此又曰汗多亡陽謂即當汗者亦不宜過汗也

程氏附例傷寒脉浮緩身不疼但重乍有輕時無少陰症者大青龍湯發之

程扶生註上言春傷于風其有挾寒邪為熱者當主以大青龍此

記冬傷于寒其有内伏而為熱病者亦當發以大青龍也既曰傷寒則無汗不必言矣然寒則脉緊寒則身痛此脉不緊而緩身不疼而重知其伏寒成熱也熱氣壅塞故身但重而不若陰邪之痛經以三身重為三陽合病是也然乍有輕時則是内热未熾尚可以汗解之故雖煩躁未甚見其脉来浮緩即當發以大青龍所謂圖患于未形則易為力也然必無少陰裡者乃可用之若有少陰脉微沉細諸症則有温經散寒两相焰管之法不當以石膏誤汗亡其微陽若有少陰口燥舌乾而渴諸証則有生津除熱两相焰管之法又不當以麻黄誤汗竭其陰液也

一大例　　卷二

義按此条纘論条辨俱指小青龍說謂心下有水氣也末句曰小青龍湯發之與原本頗有異同程氏仍用原本立論兩条各樹旗鼓而吾聽元戎之掌握亦猶神龍之變化不可捉摸也

新增附例

服桂枝湯大汗出脉洪大者與桂枝湯如前法若形如瘧日再發者汗出必解宜桂枝二麻黄一湯

程扶生注此為中風而有寒熱如瘧者立治法也服桂枝湯汗大出脉仍洪大則是表未解也與桂枝湯如前法謂更與桂枝法及刺風池風府法也若脉洪大而煩渴則有白虎法矣若其

人寒熱交作有如瘧狀○而汗出脉洪○則有風復有寒也○風則發熱○宜用桂枝○而惡寒則當佐以麻黄○使汗出而解○故以桂枝湯之二○合麻黄湯之一○而微發其邪○所以不半用麻黄者○為其日再發而風邪勝也○此用桂枝湯變法也○

桂枝二麻黄一湯

桂枝一两十七銖　芍藥一两六銖　麻黄十六銖去節　生姜一两六銖

杏仁十六个去皮尖　炙草一两二銖　大棗五枚擘

右七味以水五升先煮麻黄一二沸去上沫内諸藥煮取二升

去滓温服一升日再服

一大例

新增太湯病得之八九日如瘧狀發熱惡寒熱多寒少其人不嘔
清便欲自可一日二三度發脉微緩者為欲愈也脉微而惡寒者
此陰陽俱虛不可更發汗更下更吐也面色反有熱色者未欲解
也以其不能小汗出身必痒宜桂枝麻黄各半湯
程扶生註此為人之傷于寒而復有風至八九日脉微不解面色
有熱不能得小汗者立治法也寒熱如瘧有寒復有熱也熱多
寒少風邪勝而外搏也其人不嘔清便欲自可裏不受邪也日
二三度發風邪搏于肌表而欲出也苟脉来微緩則欲愈矣微
則邪退緩則陽氣和也若脉但微而不緩且復惡寒則為陰陽

俱虛之候。而寒邪不解。微則陰虛。惡寒則陽虛也。故不可更汗吐下。虛寒者當面色青白。而反有熱色。是寒邪在表。兼有風邪外搏。而不解也。故身必作痒。痒者風也。此當以桂枝之半。合麻黃之半。小發其汗。桂枝解肌。麻黃發散寒。一汗一解。而更狹小其制。則不至大汗而重虛矣。此用麻黃湯變法也。

桂枝麻黃各半湯

桂枝一兩十六銖　芍藥　麻黃　生姜

甘草各一兩　大棗四枚　杏仁二十四枚

右七味。以水五升。先煮麻黃一二沸。去上沫。内諸藥。煮取一升

八合、去滓温服六合、

新增附例

太陽病、發熱惡寒、熱多寒少、脉微弱者、此無陽也、不可更汗、宜桂枝二越婢一湯、

程扶生注、無陽與亡陽不同、亡陽者、發散之過、陽氣隨汗液而亡失也、無陽者、真陽虧少、而無汗液可散也、此為人之傷于風寒而為熱、熱多寒少、脉氣微弱、不任清散者、立治法也、太陽發熱宜桂枝、惡寒用麻黃、熱多宜石膏、而脉微弱、則為陽氣虛少之候、而桂枝麻黃青龍三汗法、俱不可用矣、然非得微汗、邪終不解、故以桂枝與越婢合用、越婢者有麻黃之散寒、而復有石羔

之除熱。此于大青龍湯。為去杏仁之潤。而加芍薬之酸收。更狹小其制。則脉弱之人。不至大汗而亡陽矣。知此用大青之變法也。前桂枝二麻黄一湯。蓋寒熱如瘧。汗出脉洪。風而兼有微寒者也。桂枝麻黄各半湯。蓋發熱悪寒。熱多寒少。脉微悪寒。面色反似有熱。寒而兼有微風者也。此条發熱悪寒。熱多寒少。脉微弱而不日再發。日二三度。是風寒兩傷。陽氣衰微。熱在裏而不肯博于肌表者也。蓋其熱如瘧狀。日再發。日二三發。已有向外之勢。而此之熱多。漸有向裏之機。故不得不用麻黄散其表寒。略用石羔除其裏熱。觀二枝麻黄青龍三湯。而知中風傷寒與夫

一大例　　卷二

風寒兩傷而發為溫熱三者之汗法不同。觀桂枝二麻黃一湯。
桂枝麻黃各半湯。桂枝二越婢一湯。而知用三者之法。其劑渡
有輕重節制之不同也其所為汗法慮者。至周詳矣。

桂枝二越婢一湯

桂枝　芍藥　甘草　麻黃各十八銖
生姜一兩二錢　石羔二十四銖　大棗四枚

右七味、㕮咀、以水五升、煑麻黃一二沸、去上沫、內諸藥、煑取二
升、去滓、溫服一升、本方當裁為越婢湯桂枝湯合飲一升、今合
為一方、

義按上三条。程氏謂論桂枝麻黄青龍白虎湯變用輕劑法。而三条之中。桂枝二越婢一湯。尤與治温熱差近。此程氏所以有風寒兩傷。而發為温熱之論也。嘉善沈氏。則竊取、以治暍熱矣。今世之真傷寒絶少。而温熱病頗多。三方斟酌輕重。權衡不爽。足補前人之缺畧。亦可見古人引證用方。不膠于一。其幾微矣。若刻舟求劍。何足以語此哉。

一大例

卷二

世弟邢伯出示吳門繆宜亭進士溫熱朗照簡端爲
先大父所署邢伯好學深思喜購槀本醫書此書而
謂得吾所羨因憶咸豐庚申兵劫康避居滬上得交
繆心如道士淵如茂才遂覓得閱悵然無恙三冊宜亭
自著醫案指掌一冊皆涵春堂鈔本心如云涵春堂
即其家堂名昆季爲武子韵辰宜亭著述等身
所輯以者秘書種于簡端題字爲左札從未
嘉慶年號書來北海戒壇所原意稱蒐見手跡
鍾州應贊擾而輯者不啟四卷前歷局勝
光緒丙戌年七月　後學康承跋

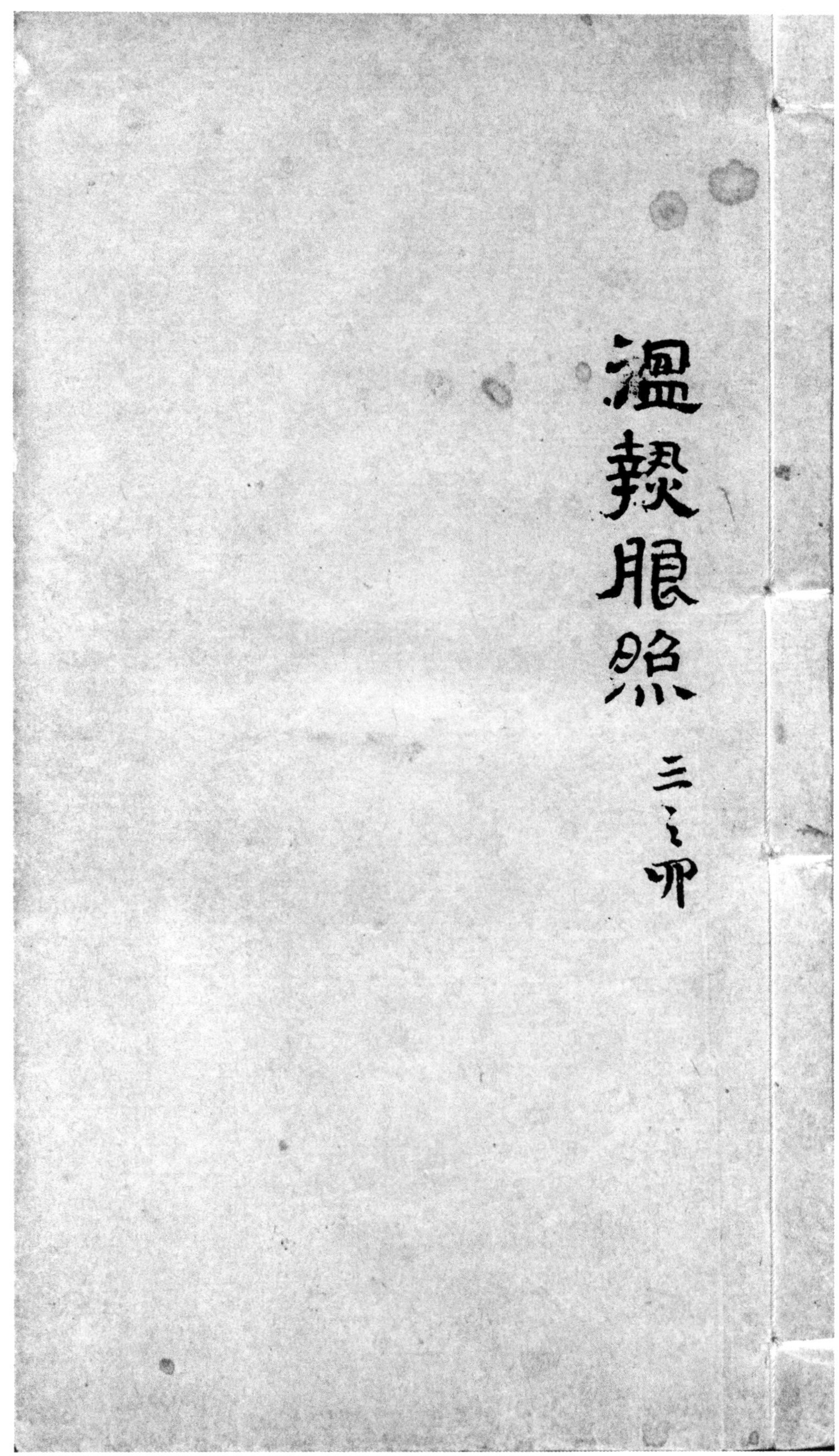
溫熱朖照

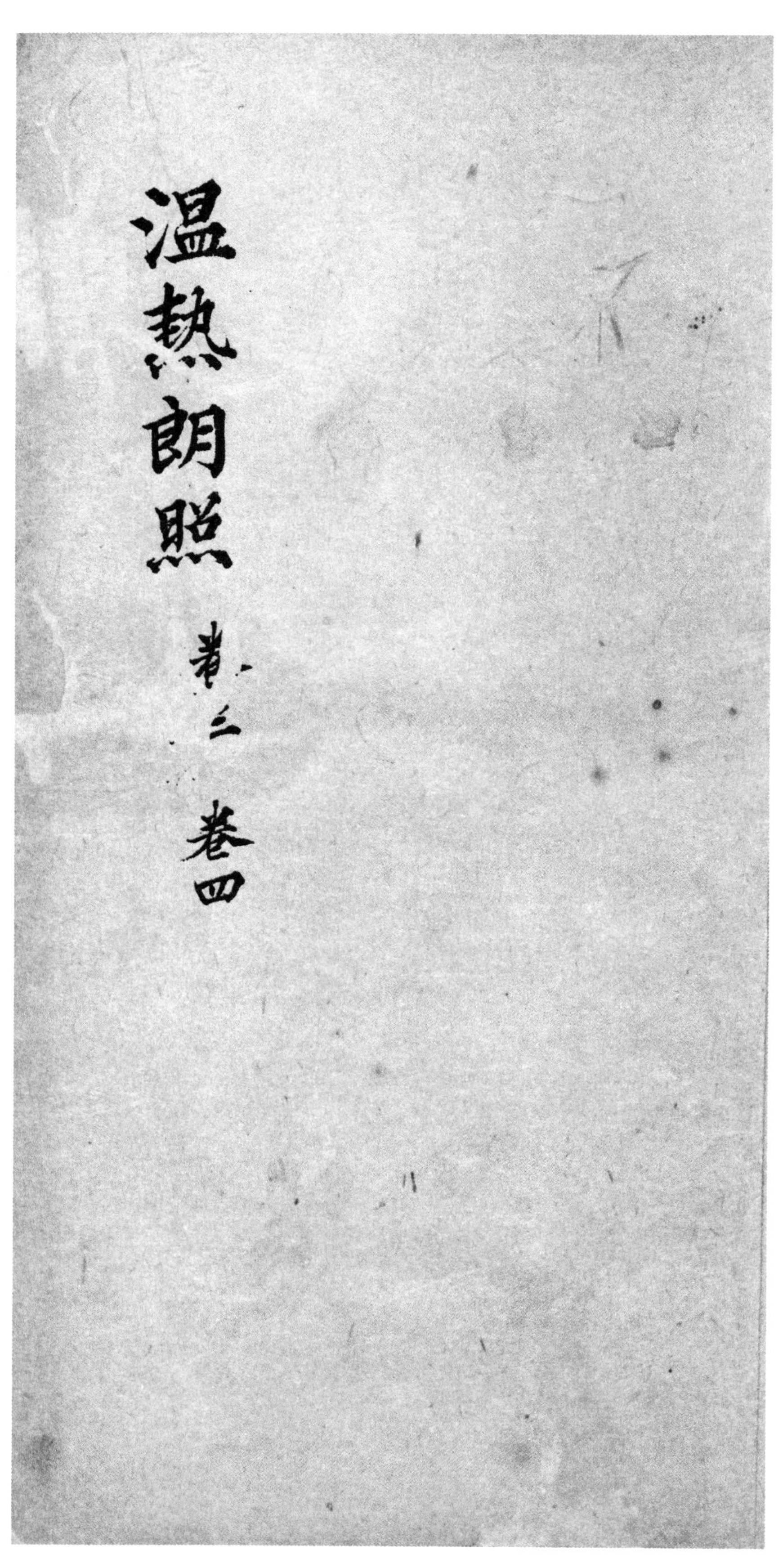
温熱朗照
卷三
卷四

温熱朗照卷之三目録

呉趋宜亭繆遵義纂述

附周禹載集補温熱証治諸方

新増風温証治第一大例諸方

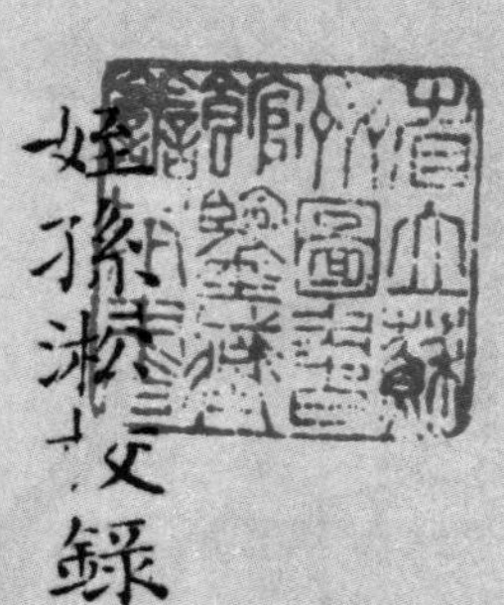

姪孫淋校録

卷三目録

温熱朗照巻之三

芳田縣淞手録

附周氏集補温熱証治諸方

周禹載曰凡温病發必渇而煩擾脇満口苦悪熱而不悪寒明係自内發出更無表症雖經絡不同必先少陽以春行風木之令也

一法少陽〻明合病裏著症多者承氣湯

一法三陽合病大柴胡湯或雙解散

一法若少陽經有熱漸而散發脉弦両頷旁痛寒熱口苦宜小柴胡去人参姜半加栝蔞根有嘔者但去人参

一法脉微數無悪寒頭痛宜梔子豉湯或益元散加葱豉薄荷熱

一大例　巻三

甚涼膈散。去硝黄。葱豉。

一法頭痛如破。暴感外邪。宜葛根葱白湯。散邪後。用黄芩湯。

一法脉洪大而數。外熱譫語。熱在三焦也。三黄石膏湯。

一法凡應下証。下後熱不去。或暫解復熱。再下之。

一法下後熱不止。脉濇咽痛胸滿多汗。熱傷血分也。葶藶苦酒湯吐之。

一法裏熱已甚。陽邪怫鬱。作戰而不能汗出。雖下症未全者。宜涼膈散。

一法腹滿煩渴。脉沉。實。者。三承氣湯選用。勢劇者。合黄連解毒湯。

風温二証

一法尚温病少陰伏邪發出。更感太陽客邪。名曰風温。必陽脉浮滑。陰脉濡弱。發熱咽痛口苦。但微惡寒者。黄芩湯加桂枝石羔。或以葱豉先撤其外。後用黄芩湯。甚則葳蕤湯加減。

一法本太陽病。發熱而渴。誤發汗。身灼熱者。亦名風温。脉陰陽俱浮。如前症。用麻黄升麻湯去二麻姜术。　按誤汗風温一証。仲聖不出方者。以為太陽少陰。同時荐至。危于两感。去生甚遠也。

一大例　卷三

若咽痛甚陽旦湯合甘草湯發若合桔梗湯下利合茯苓甘草湯或加葛根茯苓不應則溫熱併蘊於陽明也葛根黃連黃芩湯少陰上循喉下入

附冬溫

一法冬時有非節之暖。未至而至。即為不正之氣。獨冬不藏精之人。腎氣外泄。腠理不固。溫氣襲人。感之即病。此為冬溫。脉必寸洪尺數。或寔大。心煩嘔逆。身熱不惡寒。或頭疼身痛。面腫咳嗽。咽痛下。利。與溫無異。而時令不同也。宜陽旦湯加桔梗茯苓萎蕤。

一法若有寒食停滯。加厚朴溫葯一味。以溫散其中。黃芩涼解其外。即仲聖陰旦湯之意也。

一法若先感溫氣。即被嚴寒遏抑。則發熱而微畏寒。汗不出而

腹故咽痛下利

煩擾者。陽旦湯加麻黄石羔發之。

一法醫視冬温。每有誤認傷寒。辛熱發汗。致令發斑成毒者。當以升麻葛根湯。加犀角黒参。或犀角黒参湯。

一法更有辛熱發汗。徒耗精液者。裡熱益甚。胸腹滿悶。因誤用下藥。反發熱無休止。脉来濇。此陰血受傷也。急宜葶藶苦酒湯探之。以收陰氣。泄邪熱。若服後熱勢轉劇。神氣昏憒譫語錯亂者。必不救也。冬温為病。亦自不一。當各隨見証治之。

凡冬温之毒。大便泄而譫語。脉虚小。手足冷者。皆不治也。

附温瘧

一法春時温病未愈。後感寒。忽作寒熱者。温瘧也。陰陽例云。脉陰陽俱盛。重感于寒。變為温瘧。其証寒熱交作。胸脇滿煩渴而嘔。微惡寒者。小柴胡去參半。加栝蔞根石羔。

一法無寒但熱。其脉平。骨節煩疼時嘔者。黄芩加生姜湯。至如内經所言先熱後寒之温瘧。乃得之冬中於風。寒氣藏于骨髓之内。至春陽大發之時。邪氣不能自出。因遇大暑。腦髓爍。肌肉消。腠理發泄。或有勞力。邪氣與汗共併而出。此病藏于腎。自内達外者也。如是陰氣虚而陽氣盛。故為熱。〃盛則必衰。〃則氣反而復入。〃則陽虚。陽虚則又寒矣。故先熱後寒名曰温瘧。治宜人參白虎湯。或有客邪。則加桂枝。或有客邪。則必先微惡寒。繼大熱。熱而後大寒者。本湯中略用桂枝。此伏邪自發之温瘧。與温病復感外邪之温瘧自是兩種。

附温毒發斑

發斑皆先于汗。汗下熱毒内攻不得發。藴于胃腑而發出肌表。或汗下不解。足冷耳聾。胸中煩悶。咳嗽嘔逆。躁熱起卧不安者。便是發斑之候。春至温病之人。更遇時熱。為未至而至之異氣。變為温毒。王叔和云。陽脈洪數。陰脈實大。更感温熱。變為温毒。伏

一大例　卷三

温與時熱交併表裏俱熱温熱為病最重也其脉浮沉俱盛其
証心下煩悶嘔逆喘咳甚則面赤身體俱赤色狂亂躁渴咽腫痛
狂言下利而發斑最為危候斑如錦紋身熱煩躁而無燥結者
黄連解毒湯若躁悶狂妄而無汗者三黄石羔湯
自汗煩渴而發斑為胃熱人参化斑湯
煩熱錯語不眠白虎合黄連解毒湯
斑不透犀角大青湯已透熱不退本方去升麻黄芩加人参生
地柴胡凡斑色紫者為危候黄連解毒犀角地黄然須與病家
言過而用以此証雖藥十中僅救二三若黑色而下陷者必死

也
發斑雖禁下若大便祕燥渴色紫者可微下之
若發斑已盡外勢已退內實不大便讝語小劑涼膈散或大柴
胡微下之
凡發斑紅赤者為胃熱紫為胃傷黑為胃爛大抵鮮紅起發吉
雖大不妨稠密成片紫色者半死半生雜色青紫者十死不一
生矣凡斑既出須得脉洪數有力身溫足暖者易治若脉小足
冷元氣虛弱者難治狂言發斑大便自利或短氣燥結不通而
黑斑如果實靨者皆不治

附案三則

許叔微治一人內外寒熱而發斑六脉沉細肩背胸脇斑出數點隨出隨隱旋更發出語狂亂乃陽為陰逼上入于肺轉之皮毛故錯亂如狂非譫語也肌表雖熱以手按之須臾冷透如冰與姜附等藥數劑乃出汗而愈

滑伯仁治一人身大熱脉沉寔而滑四末微清以燈燭之遍體皆赤斑舌上苔黑而燥裂芒刺神昏譫語以小柴胡加知母石羔一夕連進三服次用大承氣下之而安

呂滄洲治一人脉虛自汗誤與真武湯遂至神昏時時熱〔熟〕睡脉

伏不至而肌熱灼指此營熱致斑之候非陽病陰脉之比先與白虎加人參化其斑復以桃核承氣下之而愈發斑之証已致慎其下及用辛熱更無是理而病情之變復有如三案者可見病機不可執一妙在臨症之化裁耳故附之以廣識見云

大承氣湯

大黄　芒硝今用元明粉　枳實　厚朴

小承氣湯

前方去芒硝

調胃承氣湯

甘草　大黄　芒硝

右俱水煎温服

大柴胡湯

柴胡　枳寔　黄芩　芍藥

半夏　大黄　生姜　大棗

右水煎温服

雙解散

防風八厘　荆芥三分二厘　麻黄八厘　川芎八厘

薄荷八厘　桔梗一分六厘　連翹八厘　山梔三分二厘

白朮薑汁拌三分二厘　甘草三分二厘　當歸八厘　白芍八厘

黄芩酒洗一分六厘　石膏一分六厘　大黄酒洗八厘　芒硝八厘

滑石四分八厘　共重二錢九分六厘

右為散每服三錢加生姜三片水煎去滓服

小柴胡湯　去參半生姜加栝蔞根嘔者但去人參

柴胡半斤　人參　黄芩　甘草各三两

半夏半升　生姜三片　大棗十二枚

右水煎去滓温服

一大例

卷三

梔子豉湯

梔子十四枚擘　香豉四合錦裹

右水煎溫服

益元散

滑石六錢　甘草一錢

右二味為細末清水調服取汗加香豉薄荷安神加辰砂止泄加炮薑消斑加青黛水煎服

涼膈散

連翹　梔子　黄芩　大黄酒洗

白芍　元明粉各二錢　甘草五分炙　大棗一枚擘

葱白一莖

右水煎去滓温服無時　原方無棗有薄荷亦無葱芍

葛根葱白湯

川芎二錢　葛根　白芍　知母各一錢五分

葱白四莖　生姜二片

右水煎温服痛未止再服

本方去知母加甘草大棗名增損葛根葱白湯治感冒頭痛

三黃石膏湯

黄連酒洗　黄芩酒洗　黄柏酒洗各二錢　梔子二十枚碎

石羔五錢碎　麻黄一錢泡　香豉一合　生姜二片

葱白三莖

右用澄清地漿水煎服半日許不得汗解再服如脉數便閉上氣喘急舌卷囊縮者去麻黄香豉加大黄芒硝○趆法加細茶一撮

葶藶苦酒湯

葶藶三錢研擣取汁　苦酒三合即米醋　生艾汁一合擣取汁如無以乾艾浸

右水煎作三服探吐取汗

黄連解毒湯　治内外热劑

黄連酒洗　黄芩酒洗　黄柏酒洗　山梔各一錢五分

右水煎温服無時

葳蕤湯　治風温欬嗽及冬温發熱頭眩咽乾舌強

葳蕤錢半　石羔二錢　白薇　麻黄去節泡

川芎　葛根　羌活　炙艸

杏仁　青木香各一錢　白薇入陽明治狂惑邪氣升瀉血熱

右水煎日三服

麻黄升麻湯　此條正方若借治誤汗風温須去二麻姜朮　仲景厥陰例方

一大例　卷三

麻黄二两半　葳蕤十八銖　當歸一两一分　知母十八銖
黄芩十八銖　升麻　天冬　芍藥
乹姜　白术　茯苓　甘草
桂枝　石羔各六銖
右十四味以水一斗先煑麻黄一二沸去上沫内諸藥煑取三升去滓分温三服相去如炊三斗米頃令盡汗出愈

栝蔞根湯　治風温無大熱而渴
栝蔞根一錢　石羔三錢　葛根錢半　防風
人參　炙艸各五分

右水煎温服無時

陽旦湯　正方治冬温發熱咽痛或自利而欬

桂枝三錢　芍藥酒焙　炙草各二錢　黄芩三錢酒炒

生姜三片　大棗三枚擘

一加桔梗茯苓

一加厚朴

一加麻黄石羔

右水煎温服無時　本方加乾姜名陰旦湯治内挾寒食者

仲陽升麻葛根湯　頭面腫加荆防翹芷芎蒡羔咽痛加桔斑不透加紫艸茸脉弱加參胃虚食少加术　一大例

斑疹已出勿服，恐重虛其表也。欲出未出最宜此湯。如熱甚，可加黃連、犀角、青黛、大青、知母、石羔、芩、柏、元參。

升麻　生葛根　白芍酒洗，腹痛倍用　炙艸各錢半

右水煎溫服無時。頭痛加芎、芷，身痛背強加羌、防，熱不退春加柴、芩、防，夏加芩、羔。

犀角黑參湯

犀角　黑參各二錢　升麻　射干

黃芩　人參各一錢　生艸八分

右水煎溫服。

小柴胡去參半加栝蔞根湯　以下三方治溫瘧

黃芩加生姜湯

人參白虎湯　一名人參化斑湯

白虎合黃連解毒湯

犀角大青湯

犀角二錢　大青錢半　黑參　升麻

黃連　黃芩　黃柏　山梔各一錢

生艸八分

右水煎熱服無時如脉虛熱甚本方去芩柏升麻加人參生地柴胡名消斑青黛飲

黃連解毒合犀角地黃湯　黃連解毒方見前

犀角磨水鎊屑酌用　生地酒浸擣　丹皮　白芍各二錢

一大例　卷三

右除地黃水煎去滓入地黃汁再煎幾沸濾清加藕節汁扁柏汁并磨陳好墨汁攪令黑色服之石頑緒論極佳宜抄

調中飲

蒼朮去皮泔浸麻油炒二錢　厚朴姜汁炒　陳皮　炙草

黃連姜汁炒各一錢　枳寔炒朮　查肉姜汁炒黑二錢　神麯炒一錢

草果八分　炮姜五分

右水煎去滓磨木香汁調服○腹痛加桃仁痛甚便祕加大黃口乾加省頭草

理中去朮加附子藿香升麻橘皮湯

補中益氣湯

通脉四逆湯

附子半枚　炙艸三錢　乹姜三錢強人五六錢

右水煎冷服

面色赤者加葱九莖

腹中痛者去葱加芍葯

嘔者加生姜

咽痛者去芍葯加桔梗

利止脉不出者去桔梗加人參

右証治及方周氏為春温而設也其立春温正方五道附集春温〻瘧風温冬温發斑諸方二十九道但温熱諸方原可通治不可執一如必以春温之方不可以治夏熱則陽明經記若石羔等葯不可用于春而承氣等湯不可施于冬矣治病須夲活法張氏石頑以温熱二字名篇最為切要内經曰熱病者傷寒之類也最為　寧獨以熱字盡歸夏病歟今將石頑先生温熱小序附記于後斯知義所改温熱朗照之書名原有所本以熱之一字所包者廣可以該暑疫諸症即附于周氏所集之後不無小補云

又大青龍湯海陽程氏所增入其注說亦石破天驚之論今
并錄之可以拔戟自成一隊

張路玉曰仲聖温病熱病諸例向来混入傷寒六經例中致使後世有以黄芩白虎湯誤治傷寒者有以黄芩白虎湯詆誤呼傷寒者良由混次不分以致蒙昧千古自長沙迄今惟守真一人獨得其祕則又晦其名目不可曰温熱而曰傷寒何怪當世名家動輒錯誤耶今将温熱諸条另析此篇學者洗心讀之如琅函一展火輪劍樹頃刻化清涼大地也

周禹載曰交夏至後炎暑司令相火用事人有發熱身疼不惡

寒但大熱而渴者為熱病仲聖以白虎湯為主治今人以此湯
治傷寒者誤也熱病下發上内發外必經陽明故無論三陽揔
以石羔之辛涼乘勢升散知母之苦寒靖少陰伏邪之源甘草
粳米維持中氣一了百當至傷寒既非其時復非其病邪自外
來未入者解表已入者下奪石羔本非表藥又非下藥即欲解
熱〻從何解況有知母引入少陰為害不淺理自如此故除以
上見証正方外補集方治

一法熱病之脉本洪大若見浮緊又是感夏時暴寒謂輕舉見
緊略按則仍洪盛以内伏已發也治宜通解散去麻黃蒼朮或

加葱白香豉或先以連鬚葱白香豉湯减生姜撤其外後用
白虎加人参湯

一法熱病凡客邪所感不論脉浮脉緊惡風惡寒宜解不宜下
者通用雙解散去硝黄於中再减去白术白芍桔梗二三味
加知母葱豉最妥

一法凡温病之發因暴寒者居多熱病之發兼暑暍者為盛若
始病見讝語面垢遺尿背微惡寒者白虎加人参湯主之

一法若本病兼衂于本湯中加生地丹皮喘加栝蔞根厚朴杏
子仁

一法若惡熱煩渴腹滿舌黃燥或黑乾五六日不大便涼膈散或三一承氣湯

一法若本病兼暑濕者或涼膈合天水散若小便不利者竹葉石羔湯倍石羔

一法若兼風痰者用雙解散煎一大碗先飲半作探吐法以引痰出外再盡劑微以被覆令汗出解盖用涼藥熱飲發汗百無一損也河間製雙解散子和演為吐法甚妙

一法悞用辛熱葯致發斑讝語喘滿昏亂者黃連解毒加減

一法屢下後熱勢猶盛不便再下或諸濕內盛小便黃濇大便

溏小腹痛者欲作利也宜黄連解毒湯

附濕温

活人書云先傷于濕又中於暑名曰濕温許學士云先傷暑後受濕所言先後感受不同然濕病則緩暑中則速由斯以推先濕後暑者為難也其證兩脛逆冷胸滿頭目痛妄言多汗蓋濕得暑邪遏抑陽氣故脛冷而腹滿暑挾濕邪鬱蒸為熱故頭痛妄言多汗其脉陽濡而弱陰小而急許學士以關前為陽關後為陰紀氏以浮為陽沉為陰羅謙甫云濡弱見于陽部濕搏暑也小急見于陰部暑搏濕也然濕傷血則必小急暑傷氣則必

一大例

濡弱於此知浮為陽沉為陰者當矣切不可發汗〻之名重暍死治宜白虎加蒼术湯如有寒熱外邪加辛涼表葯一二味若濕氣勝一身盡痛小便不利大便反快者加茵陳香薷治有寒物停滯及中寒宜温必小便清白然後可如赤濇而少斷不可用通宜十味香薷飲清暑益氣合天水散

王宇泰云昔人治濕温通身皆潤足冷至膝下腹滿不省人事六脉皆小弱而急問所服葯皆陰病葯也此非受病重葯能重病耳以五苓合白虎十餘劑少甦更與清燥湯調理而安凡陰病厥冷兩臂皆冷今脛冷臂不冷則非下厥上行故知非陽微

寒厥而合用祛熱葯也

附陽毒發斑

陽邪亢極遂成陽毒亦有誤以辛熱與之而成者金匱云陽毒之為病面赤斑如錦紋咽喉痛唾膿血五日可治七日不可治升麻鱉甲湯主之

虛熱熾甚毒不化者活人陽毒升麻湯大便結去射干加酒大黃熱甚去人參加大青

或吐下未當陷胸內甚其証壯熱頭項強痛躁悶不安或狂言罵詈妄見妄言或面生斑紋口吐膿血或舌卷焦黑鼻如炲煤

或下利黄赤六脉洪大而數犀角黒参湯黄連解毒湯慎不可用下藥也勢甚者以青布漬冷水搭病人胸膛必喜㔹即易之須臾得睡

附陰毒發斑

有陰熱尤極而成陰毒者金匱云陰毒之為病面目青身痛如被杖咽喉痛五日可治七日不可治升麻鼈甲去雄黄蜀椒主之活人用本方加桂枝名陰毒甘艸湯

復有陰寒極盛而成陰毒者自是两種不可混也惟陰寒至極反大熱燥渴四肢厥逆脉沉細而疾或尺部短而寸口大額上

手背冷汗不止或　因入房而後着寒或内傷生冷而犯房室内既伏陰復加外寒積寒伏于下微陽消于上遂成陰盛格陽陽氣上脫之候後五六日胸前發出紅斑其色淡其點小是為陰斑雖盛夏宜附子理中湯甚至身重眼睛疼額冷汗出嘔噦呃逆或爪甲青或腹絞痛或面赤足冷厥逆躁渴不欲飲身發青黑色斑口鼻灰色舌黑而卷莖囊俱縮脉沉細而遲或伏而不出或疾至七八至而不可數急用葱餅于臍上灸熨之隨用附子散或人參三白湯合四逆湯熨後服湯已手足不和暖者不治

劉守真曰世俗所言陰毒皆陽熱亢極畜熱深于內身表似有陰寒此特指仲聖升麻鼈甲湯去雄黃蜀椒陰熱亢極之証若後世所言陰寒極盛之陰毒非用回陽退陰之藥內溫正氣逼邪外出庶或可救若服凉藥烏能起死回生耶

王安道曰陰陽二毒與陰陽二証迥異仲聖書雖有陰毒之名其所敘症不過面目青身如被杖咽喉痛而已並不言陰寒極盛之証也況所治之方不過升麻甘艸當歸鼈甲而已並不用大溫大熱之藥故知仲聖所謂陰毒非陰寒之病乃是感天地惡毒之氣入于陰經而非純陰沍寒可用熱藥之比也

趙以德曰按古方書謂陽毒者陽氣獨盛陰氣暴衰内外皆陽故成陽毒陰毒者陰氣獨甚陽氣大衰内外皆陰故成陰毒二者或傷寒初得便有是証或服藥後變而成者陽毒治以寒涼陰毒治以温熱藥劑如氷炭之異何仲聖以一方治之乎且治陰毒去雄黃蜀椒則反去其温熱者矣豈非一皆熱毒傷于陰陽二經乎在陽經絡則面赤如錦紋唾膿血在陰經絡則面青身如被杖此皆陰陽水火動静之本象也其曰七日不可治者陰陽之精氣血液皆消滅矣傷寒七日經氣已盡而此加之以毒不惟消滅其陰且火抑亦自滅矣

一大例　　卷三

通解散　去麻黄蒼朮加葱白香豉

麻黄去節酒洗二兩　蒼朮去皮泔炒四兩　石羔

黄芩各二兩　炙艸兩半　滑石

右為散每服半兩加姜三片水煎去滓熱服取汗〇陶節庵

加羌活川芎葱白香豉

連鬚葱白香豉湯

葱白七莖　香豉一合　生姜一片

水煎温日三服覆取微似汗不汗加蘊葉

人参白虎湯

雙解散
承氣湯
涼膈散
天水散　俱見前
竹葉石羔湯
竹葉一把　石羔一兩六錢　半夏二合　人参三錢
甘艸一錢　麥冬三合　粳米二合
水煎温日三服
黄連解毒湯
一大例

白虎加蒼朮湯 本方加蒼朮 以下濕温

十味香薷飲

清暑益氣湯 二方詳後暑疟

天水散 見前

金匱升麻鼈甲湯 以下陰陽毒

升麻二两 蜀椒一两炒出汗 雄黄五錢研 甘草二两

鼈甲手指大一片炙 當歸一两

右六味以水四升煮取一升頓服之老小再服取汗

陰毒去雄黄蜀椒

活人陽毒升麻湯　便閉去射干加酒大黄热甚去参加大青

升麻　犀角各錢半　射干　黄芩

人参　甘艸各一錢

右水煎温服温覆手足汗出則解不解重作

犀角黑參湯　見前

陰毒升麻湯　見本文

黄連解毒湯　見前

附子理中湯

附子散

炮附子七錢半　桂心　當歸　白术各五錢

炮姜　半夏各二錢半

右為散每服三錢加生姜三片水煎去滓不拘時温服煖覆取汗如人行十里許不汗再服

人參三白合四逆湯

人參二錢半　白术蒸炒　白茯苓　白芍酒洗各錢半

乾姜　炮附子　炙草各一錢　生姜二片

大棗三枚

右水煎冷服

右法治及方周氏為熱病而設其正方共四道濕温陰陽二毒諸方共二十道但葱白香豉等湯非獨宜于夏熱也至于附子散及人參三白合四逆與白虎黃連解毒等湯奚啻天淵又如暑証之用大順漿水散冷香飲子又復兼收並採則知夏熱之必專任白虎凡辛熱温燥之品一概擯斥不用原無是理也蓋夏月陽外陰內其因熱而致病者固多其中于陰寒而致病者亦復不少周氏立論未免膠柱鼓瑟義仍其其從前之分以標其異又連類而合之以示其異中之同神而明之存乎其人又存乎因証制宜耳

一大例

周氏論温熱死脉死証

周禹載曰内經刺熱云太陽之脉色榮顴骨榮未交曰今且淂汗待時而已與厥陰争見者死期不過三日其熱病内連腎少陽之脉色榮頬前熱病也榮未交曰今且淂汗待時而已與少陽脉争見者死太陽之脉色屬赤初起時其色止榮顴骨一處不交他處純是赤色曰今且淂汗者謂邪勢漸從外解既即餘証未靖少待而自解言無害也至與厥陰争見者死不外三日是為交已熱病大熱煩渴汗出反見厥陰肝經之脉色争見紫赤晦滞已為主死况争見青黒之色耶何者少陽青色少陰黒

色也争見者命期甚促矣又評熱病論云帝問曰有病温者汗出徹復熱而脉躁疾不為汗衰狂言不能食病名為何夫帝既曰病温矣復曰病名謂何者正欲知病之本于陰陽也岐伯曰病名陰陽交〻者死何也交則不解也謂人所以汗出者生于精氣也精氣者穀氣也邪正交争而得汗者是邪退而精氣勝也精氣勝則能食而不復熱復熱者邪勝則是汗出不為汗衰也不能食者精神無俾也病而留其壽可立而傾也故熱病曰汗出脉尚躁盛者死脉既不與汗應此不勝病其死必矣狂言者是失志失志者死今見三死不見一生雖愈必死也此段論一大例　卷三

温獨創穀氣之旨穀氣為精〻氣為汗故藏精之人不病温其病温者咸不藏精之人也而有生有死者不藏精甚與不甚之分也

二陽搏病温者死不治雖未入陰不過十日死二陽者手足陽明也

温病發于三陰脉微足冷者難治内經所謂病温虚甚死

温病大熱脉反細小手足逆冷者死

温病初起大熱日昏讝語脉小足冷五六日而脉反躁急嘔吐昏沉失血痙搐舌本焦黑脉促結代沉小者皆死

温病汗後反熱脉反盛者死
温病誤發汗狂言不能食脉躁盛者皆不治
以上春温死証
熱病七日八日脉微小溲血口中乾一日半而死脉代者一日死
熱病七八日脉不躁或躁不散數後三日中有汗三日不汗四日死
熱病已得汗脉尚躁喘且復熱喘甚者死
熱病不知痛處耳聾不能自收口乾陽熱甚陰頗有寒者熱在

一大例　卷三

髓死不治
熱病汗不出大顴發赤噦者死
熱甚泄甚而腹愈滿者死
熱病目不明熱不已者死
熱病汗不出嘔血下血者死
熱病舌本爛熱不止者死
熱病欬而衄汗出不至足者死
熱病熱而痙者死䠞折瘈瘲齒噤齘也
以上夏熱死証

新增風温証治第一例諸方

義讀海陽程氏論温一書其于証治諸方獨取栝蔞根湯此本在陶節菴所採六方内今已為周氏所録矣而其外有方與証相合者不妨兼收並採以應一時之變曰即其未曾録入者再為推廣焉方論多本汪氏而間採陶氏數方從古方脱化此亦兵家用奇之法以備一則不可執以為例致有亡陽之害也

小品茅根湯　治温病有熱飲水暴冷噦者方

茅根　葛根

右二味以水四升煑取二升稍温飲之啘止則停

噦一名冷啘俗名冷呃是也

古今録驗去茅根加枇杷葉○又一方加橘皮桂心

按上方乃治陽明温病之劑一方加橘皮桂心者必是胸中有停飲

古今録驗知母解肌湯　治温熱病頭痛骨節煩疼口燥心悶者或是夏月天行時毒外寒内熱者或已下之除熱未盡者或熱病自得利有虚熱煩渴者方

麻黄二兩去節　知母　葛根　石羔各三兩

炙艸二兩

右五味以水七升煑取三升分為三服若已下及自滑下虛熱未歇者除麻黃加知母葛根病熱未除因夢泄者可除麻黃加白微人參各二兩則止

删繁香豉湯　治肺府藏熱暴氣斑點

香豉一升綿裹　葱頭四兩切　石羔八兩　梔子三兩

大青二兩　升麻三兩　芒硝三兩　生姜八兩

右八味以水六升先煑七味取二升五合去滓後下芒硝分三服

按上方雖云療肺府藏熱寔則清解陽明胃府鬱熱之神方

揔論雞子湯　治熱甚狂語欲死

生雞子七枚　芒硝一两

井華水一大升同攪千遍去沫頓服快利為度

按上湯乃治手足陽明燥熱之劑

準繩柴胡升麻湯　治時行瘟疫壯熱惡風頭疼體痛鼻塞咽乾咳嗽唾涕稠粘及陽氣鬱遏元氣下陷

柴胡去苗　乾葛　荆芥去梗　赤芍

石羔各錢半　前胡去苗　升麻　桑白皮

黄芩 各一錢

右作一服水二鐘生姜三片豆豉二十粒煎至一鐘不拘時服

按上方乃治少陽〻明病温兼散手太陰風熱之劑

汪苓友云或問陽明病温極多其初起兼太陽病者有之故以上等方皆二經藥也而少陽之經亦有病温証乎余荅曰有之然亦必陽明病居多而少陽為襍見之証如準繩中用柴胡升麻湯是也今採其方附入焉

義按汪氏之説固善愚以温膽湯一方借治少陽温証尤合一大例

何前賢畧而弗取今并採附入

集驗温膽湯　治膽虚痰熱不眠虚煩驚悸口苦嘔涎

陳皮去白　半夏姜製　茯苓或茯神　甘草

枳實麸炒　竹茹

加生姜煎或加棗。局方無茯苓

如心虚加人參棗仁

心火煩熱加黄連麥冬

口燥舌乾去半夏加麥味花粉

表熱未清加柴胡

内虚大便自利去枳寔加白术
内寔心悸加黑山梔
按膽以温為候虚則寒〻則不眠驚悸亦由于膽虚〻火上溢故口苦嘔吐多屬半表半裏少陽膽經之邪膽虚氣鬱致脾生痰涎而煩嘔傷寒少陽經邪多有此証
王晉三論此隔腑求治之方也熱入足少陽之本胆氣横逆移于胃而為嘔苦不眠乃治手少陽三焦欲其旁通膽氣退熱為温而成不寒不燥之體非以胆寒而温之也用二陳專和中焦胃氣複以竹茹清上焦之熱枳寔泄下焦之熱治三焦一大例

卷三

焦而不及于膽者膽為生氣所從出不得以苦寒直傷之也命之曰温無過泄之戒辭

按汪氏訒庵論此方為足少陽陽明之藥橘半生姜之辛温以之導痰止嘔即以之温膽枳實破滯茯苓滲濕甘草和中竹茹開胃土之欝清肺金之燥涼肺金即所以平甲木如是則不寒不燥而膽常温矣又曰棗仁炒用治膽虛不眠生用治膽熱好眠竊謂膽熱必有心煩口苦之証何以反能好眠乎温膽湯治不眠用二陳加枳實竹茹二味加涼藥乃以涼肺金之熱非以温膽經之寒也其以温膽名湯者以膽欲不

寒不燎常温為候耳膽熱好眠四字不能無疑也辨論極精可謂發前人所未發而愚意以此方治少陽經証者自別有故其微妙處全在竹茹一味此即禪家悟道所謂不觸不背也蓋膽之為府不可寒亦不可熱寒則不眠痰涎上溢之証作熱則口苦咽乾心煩欲嘔之証起汪氏所謂當以温為候也而温之之法取用於竹茹妙在青皮之第二層恰是半表半裏之象但其去外則近去裏則遠恐邪之入乎裏者較之在表者尚深故再用枳寔佐竹茹力之所不及以清裏甘草黄中通理握樞而運為調和表裏之品橘半生姜之辛温滑

一大例　卷三

竹茹枳實而適得其平以名温膽固不必言矣余因汪氏㫰理之精毋為極深研幾以盡諸方之蘊採入治温正合春生少陽之例其必有合乎吾不解諸家何以置而不用也

節庵升麻發表湯　即麻黄湯自有加減法

治冬月正傷寒頭痛發熱惡寒脊強脉浮緊無汗為表証此足太陽膀胱經受邪當發汗以頭如斧劈身如火熾者宜用此湯

麻黄　桂枝　甘草　杏仁

升麻　川芎　防風　白芷

羌活

本經身體痛者加蒼朮芎藭去杏仁

本經身癢面赤者以其不得小汗出去白芷杏仁加柴胡芎藭

本經頭痛胸中飽悶者加桔梗枳殼　以上惡寒發熱皆同

水二鍾姜三片葱白二莖槌法加江西豆豉一撮煎之熱服取汗如神中病即止

義按此條藥於太陽經中加入升麻白芷二味正以頭痛如斧劈恐其稍兼陽明也

一大例

卷三

節菴疎邪寔表湯　即桂枝湯自有加減法

治冬月正傷寒頭痛發熱惡寒脊強脉浮緩自汗為表証此足太陽膀胱經受邪當寔表散邪無汗者不可服

桂枝　赤芍　甘艸　防風

川芎　羌活　白朮

如汗不止加黄芪

喘加柴胡杏仁

胸中飽悶加桔梗枳殻

水二鍾姜三片棗一枚槌法加膠飴二匙

義按仲聖桂枝湯之用白芍正為脉浮自汗護營起見節菴易以赤芍又加入羗防川芎等味雖有白朮膠飴之守中不無亡陽之慮乎愚意赤芍仍易白芍則庶幾焉

節菴羗活沖和湯 以代桂枝麻黄青龍各半等湯此太陽經之神藥也

治春夏秋非時感冒暴寒頭痛發熱惡寒脊强無汗脉浮緊此足太陽膀胱經受邪是表証宜發散不與冬時正傷寒同治法此方不獨治三時暴寒春可治温夏可治熱秋可治濕治雜証亦有神也本方自有加減備開于後

羗活　蒼朮各錢半　川芎　白芷

防風　黄芩　甘草各一錢　細辛五分

生地黄二錢

如胸中飽悶去生地加枳殻桔梗

夏月本方加石羔知母名神朮湯如服此湯後不作汗加蘇葉

喘而惡寒身熱加杏仁生地黄

汗下不解宜再服

汗下兼行加大黄釜底抽薪之法

其春夏秋感冒非時傷風亦有頭痛惡寒身熱脉浮緩自汗

宜寔表本方去蒼朮加白朮汗不止加黄芪即加減沖和湯再不止以小柴胡加桂枝芍藥一錢如神

水二鍾姜三片棗二枚煎至一鍾槌法加葱白擣汁五匙入藥再煎一二沸如發汗熱服止汗温服

節菴柴葛解肌湯　即葛根湯本方自有加減

治足陽明胃經受邪証見目疼鼻乾不眠頭疼眼眶痛脉来微洪惡寒無汗宜解肌屬陽明經病其正陽明腑病别有治法

柴胡　乾葛　甘草　黄芩

羌活　白芷　芍藥　桔梗

本經無汗惡寒甚者去黄芩加麻黄冬月宜加春宜少夏秋去之加蘇葉

本經有汗而渴者治法開在如神白虎湯下

水二鍾姜三片棗二枚槌法加石羔末一錢

義按治陽明經藥而用柴羌太少兩經藥節菴於此大有深意蓋太陽是陽明之來路少陽是陽明之去路其大意不欲邪之淹留于陽明一經自經而入腑也從兩路分泄非入此即入彼入少陽是其前途尤易易也方以柴葛名湯蓋以此

節菴如神白虎湯

即白虎湯本方自有加減

石羔　知母　甘草　山梔

人參　麥冬　五味子

心悸加竹茹

大渴心煩背惡寒者去山梔加天花粉　不渴者不可服此

藥為大忌

水二碗棗二枚姜一片槌法加淡竹葉十片服之

節菴柴胡雙解散　即小柴胡湯本方自有加減法

治足少陽膽經其証耳聾脇痛寒熱嘔而口苦脉來弦數屬半表半裏宜和解此經無出入有三禁不可汗吐下也止有小一大例

柴胡一湯隨病加減再無别湯

柴胡 黄芩 半夏 甘草

人參 白芍 陳皮

本經證小便不利加茯苓

嘔者入姜汁竹茹

脇痛加青皮

痰多加瓜蔞仁川貝

寒熱似瘧加桂枝

渴者加花粉知母

病燥無津液加石羔

嗽者加五味子金沸艸

壞証加鼈甲

本經證心下飽悶未經下者非結胸乃表邪傳至胸中未入于腑證雖滿悶尚為在表只合小柴胡加枳桔未效就以本方對小陷胸加枳桔一服豁然其效如神

虛煩加竹葉炒米與

與陽明合病加葛根芍藥如拾芥

婦人熱入血室加當歸紅花

一大例

老婦人傷寒無表証其熱勝者加大黄甚則加芒硝水一鍾姜一片棗二枚槌法加生艾汁三匙煎温服

節菴升陽散火湯

此湯治有患人义手冒胸尋衣摸床譫語昏沉不醒人事俗醫誤以風証治之死者多矣殊不知汗熱乘于肺金元氣虚不能自主持名曰撮空証小便利者可治小便不利者不可治

人參　白术　甘草　陳皮

當歸　白芍　麥冬　茯神

柴胡　黃芩

有痰者加姜汁炒半夏

大便燥寔譫語發渴加大黃泄漏者加升麻炒白朮

水二鍾姜三片棗二枚槌法入金首飾煎之熱服

義按節菴在當時治傷寒有陶一帖之名震動一時而王氏於醫統一書用為後殿以其直接醫脉正宗也今採三陽症數方皆從仲聖本方加減以備一則○至如治勞復後交接無病人反得病謂之陰陽易竟有舌出數寸而死者此証類用温通之劑乃節菴製逍遥湯其方用人參知母竹青黃連

一大例

卵縮入腹則倍加黃連甘草滑石生地韭根柴胡犀角加姜棗煎臨服加入燒裩襠末錢半調服粘汗出為度方中多用寒涼之品與古方逈然不同是不能無疑請試述之深師之治也用乾姜一味范汪之治也用鼠糞湯韭一大把豭鼠糞十四粒又方青竹皮一升又方栝蔞根二兩青竹瀝一升好銀二兩同煎朱奉議之治也用當歸白术湯白术當歸桂枝甘草人參附子芍藥黃芪生姜諸方用辛溫通利者多其用黃連犀角滑石等味者概不一見節菴既立此方自必用之而或驗亦未可定姑存之以備後人採擇褌音袞平聲俗作裩

既濟湯　治上熱下寒

石羔　甘草　人參　麥冬

半夏　粳米　竹葉　製附子三五分

既濟解毒湯　治上熱下寒大便祕

升麻　柴胡　桔梗　甘艸

黄連　黄芩　當歸　連翹

大黄

局方涼膈散

治心火上盛中焦燥實煩躁口渴目赤頭眩口瘡脣裂吐血

衄血大便祕結諸風癮疹胃熱發斑發狂及小兒驚急痘瘡黑陷　上証皆上焦中焦之火為之患也

連翹四兩　大黃酒浸　芒硝　甘草各二兩

黑山梔　黃芩酒炒　薄荷各一兩

右為末每服三錢加竹葉生姜煎　病甚者可用八錢一兩竹葉湯煎服

李東垣曰易老法減大黃芒硝加桔梗竹葉治胸膈與六經之熱以手足少陽俱下胸膈同相火遊行一身之表乃至高之分故用舟楫之劑浮而上之以去胸腹六經之熱也重証用前方輕者用此方　石頑加入白蜜一匙

喻嘉言曰按中風証大勢風木合君相二火主病古方用涼膈散居多如轉舌膏用涼膈散加菖蒲遠志活命金丹用涼膈散加青黛藍根蓋風火上炎胸膈正燎原之地所以清心寧神轉舌活命涼膈之功居多不可以宣通腸胃輕訾之也　按轉舌膏散心經之蘊熱活命丹散肝經之欝火也

潘思敬曰仲景調胃承氣湯後人一變加連翹梔子黃芩薄荷謂之涼膈散至河間又變加川芎歸芍荊防麻黃桔梗石膏滑石謂之防風通聖散古之複方也

石頑涼膈散加人中黃生地　加黃連犀角　加黃連石羔人中

一大例　卷三

黄　濕熱停痰當胸逆滿喘脹悶亂加葶藶白芥子姜汁竹
瀝

温熱朗照卷之四目録

吴趨宜亭繆遵義纂述

姪孫淞校録

温熱朗照卷之四

冬不藏精春必病温分為一大例

人身至冬月陽氣潛藏于至陰之中内經教人于此時若伏若匿若已有得重藏精也若伏者若抱雛養蟄不遑食息也若匿者若逋逃隱匿不露蹤跡也若已有得者韜光剷采絶無觖望也此何如鄭重耶故謂冬不藏精春必病温見病所由来為一定之理必然之事其辨甚決蓋以精動則關開而氣泄冬月關開氣泄則寒風得入之矣關屢開氣屢泄則寒風屢入之矣而腎主閉藏曰是認賊作子賊亦無門可出弭耳相安及至春月

二大例

地氣上升肝木用事肝主疏泄木主風于是吸引腎邪勃勃欲動而刼其家寶矣然邪既深入不能遽出但覺憒憒無奈其發熱也全其骨髓之間自覺極熱而捫之反不烙手任行表散汗出而邪不出徒傷津液以取危困其候比之冬傷于寒一例則倍重矣

按冬不藏精之例乃內經之例非仲聖之例也非仲聖之例言之未免為悖然觀仲聖論温証之第一條始不勝幸而知仲聖已先發其端昌可言之無罪矣

若發汗已身灼熱者名曰風温

盧繇註熱狀有三曰灼熱曰身熱曰發熱何以別之曰發熱者寒風客于皮毛肌理尚容邪正支持蒸欝之氣騰然宣發者是也身熱者浸淫肌體之形捫之按之而爍手熱若內出者是也灼熱者如惔如焚體若燔炭不可嚮邇所謂熇熇暍暍者是也文言發汗正悞法冬時發汗法矣在風病必增劇在風溫必本氣反盛標陽轉熾故灼然身熱名曰風溫此即冬氣偏得鼓動肅殺之性藏于太陽部署亦隨春氣之自下而上乃得從內而外但毛孔尚閉不能即暢風火飄颻之性耳故其始也亦類溫病之証形遂假此發汗達表之機本証方得盡情畢露故也

風温爲病脈陰陽俱浮
盧豯注謂冬風乘此汗隙泛泛乎若萬物之有餘脈亦效象猶
水浮木㨾之而力轉倍也
自汗出
義按自汗出在發汗之後續自汗出也是汗隨熱之勢而出
子繇云使汗出而徹復熱而脉躁疾狂言不能食病名陰陽
交交者死不治也
身重
盧豯注身重者乃筋懲于轉脈滯于搖非肢體倍重于昔也蓋

氣脉迭周斯肢體卷舒從心所欲設風繫肌膚轉側傾倚如蝱負矣寧若無疾之時輕安舞蹈耶是故天以氣行人以氣生氣通則治氣塞則病太陽主氣設風客形膚留連肌腠致氣塞內窒形轉無方則身重矣譬之拍鞠得氣則輕而易揚失氣則重而難躍

多眠

盧繇注多眠者風淫陽度之常陸致衛氣但行陰度而難出故翕多眠欲惺惺不寐矣可得乎經云衛氣偏周主人寤寐寐不足者欠以續之如日升沉關乎晝夜猶夫積歲餘而盈閏矣

二大例

故平旦衛氣上出于目則目張行頭循項下足太陽而人寤歷身十有四舍行陽道二十五度日入目合則氣踈足少陰注五藏而人寐歷身亦十有四舍行陰道者二十五度為一周也惟迭運不忒斯寤寐不失頃風乘汗隙充塞舍道衛無從出故瞑目多眠

鼻息必鼾　鼾音翰睡卧息也

盧謙注鼻息必鼾者猛于鼻鳴此呼吸闔闢交通之不表也致四布毛竅者滙然于鼻歕鼾而鼾歕音求寒氣窒于鼻也鼾音速鼻鳴理勢然耳蓋中風者鳴傷寒者喘風温者鼾均屬病開之反闔特微甚之

不同耳以肺合皮毛鼻司肺竅關乎呼吸闔闢故也如寒則毛孔盡開故從口出而喘風則僅據肌層故呼吸惟鼻而鳴若風温雖次于寒之閉拒而甚于風之猛厲故吐納亦從鼻而鼾蓋寒性斂凝斂凝者必艱于巽入邪拒皮毛故也風性巽入巽入者必捷于斂凝邪拒肌層故也若風温則確然于二者之間留連竅腠徼乎喉鼻喉鼻為萬竅之揔持故也然風亦未始不中于皮也中于皮而即發者如曰于風使人豪毛畢直皮膚閉而為熱屬八風相襲者是也中于肌而即發者如本論中風乘冬氣之凜冽感是於氣化者也是乃若風温冬逆肌理春升乃作

故為病轉熾較于卒發特益甚耳

語言難出

盧子繇注人之于言五事不備則不能成言一曰肺主聲二曰心發言三曰腎間動氣四曰會厭為發聲之機故厭小而薄則發氣疾而開闔易厭大而厚則發氣遲而開闔難故令人重言也五曰頏顙者分氣之所泄也頏顙不開分氣泄矣五者失一則難為言若太陽之風熱相乘語言難出者非不能言也亦非邪薄中藏也乃邪氣襲太陽形層之外開者失其開致會厭之不得發分氣之不得張耳故經云肺通于喉胃通于咽莫不藉有會

厭以為機鍵如飲食入口遂壓喉以通咽食下仍蔽咽以踈喉是以言聲發越必資始于腎間動氣上徹眉間分氣時以呈開乃得聲出于肺言出于心五官合從會厭起亟不啻若自其口出矣苟風淫浸薄強執而難轉欲其啓齒宣聲如鼓應桴不易易耳語言難出屬分氣不張會厭不發者何居曰會厭者吸門也系舌本之末喉咽之間輸水穀輪吸呼主發聲之機轂分氣者總持也居神庭之下面王之上會八脈開經隊出音聲之應門設風拒機弛則不張不發致語澁言遲猝難口出也曰猝難口出者此欲言不得甚至有失音聲絶言語者又何居曰

一具體而無用一有用而失體盖肺主聲入心為言荅問成語還藉臍下腎間動氣作乃得分氣張會厭發肺出聲心發言此用不離體〻不離用離則不祥莫大焉

若被者下小便不利

盧繇注熱邪入腑則膀胱水涸膀胱太陽府形如仰釜但具受盛水液之上竅而無注泄水液之下竅者何也曰經言膀胱者州都之官津液藏焉氣化則能出矣莊周所謂天下之水皆踈于海何時止而不盈尾閭泄之是矣曰熱邪入府則膀胱水涸者何也曰倉公傳齊太后病意入診告曰風癉客脬癉熱也故

難于大小溲溺赤病得之流汗出湑湑者去衣而汗晞也古人溺必更衣故去衣而汗如日晞而乾也診其汗切其太陰之口濕然風氣也太陰之口兩手寸口也濕然者汗浸尺澤之膚肌也脈大而躁大者膀胱氣躁者中熱而溺赤也

直視失溲

盧繇注經脈掃下則戴眼直視者何也曰靈樞經脈篇太陽經脈起兩目內眥上額交巔從巔入絡腦其直者還出別下項挾脊抵足而終若被下者此無故而隕必致隕經脈之自始目系曰之引急故自直視不能眴戴者目珠白下而黑上言如戴也

曰直視而失溲者何也曰熱隕自中則州都津液自失所藏以以致氣化功能欲出反闔而癃欲闔反開而失矣

若被火者微發黃色劇則如驚癇時瘛瘲

盧辯注若火熏之微發黃色謂兩陽相搏則鬱黴成黃者何也曰謂本反標陽更協以火設元真通暢卒難內攻尤難外向以致黴鬱成黃如蒸罯造麴令衣生朽敗塵 華彙黃色也黃矣氣復仍申邪從黃釋劇則併溜于經欲如運樞者起居如驚神氣乃浮矣 併入于經神氣乃浮如驚如癇經脈拘弛時瘛時瘲者何也曰風併淫氣隨經脉浸漬而並起之不惟混淆本體

甚至邪毒獨行亟奪正氣失其所自掭矣頤入因風熾還復生風起滅不常動止無恒者風火之性也是以動則促迫經氣浮越而如驚止則遏滅經氣隕墜而如癇矣第風渙火熯焦枯營液以致筋脉拘弛時瘛時瘲蓋人身之經如水中之魚渙熯殆甚猶索枯魚之肆耳故瘈從契合也外而內也瘲從從開也內而外也瘈瘲者謂契其所縱所謂有傷于筋縱其若不容之意也蓋太陽主筋主開熱滕風搏併于膚理猶木火相乘筋失所養陽失所開而瘈而瘲矣時瘈瘲者謂時有所瘈時有所瘲也

若火熏之一逆尚引日再逆促命期　二大例

卷四

義按成氏注釋以先曾被火為一逆若更以火熏之是再逆隐庵仍其說而張氏令韶謂若火薰之即申明所以被火被下之為一逆被火為再逆是以被火與火熏併作一層汪氏苓友謂誤以火灸者輕則火熱土燥其色外奪而發黄重則火甚熱極而生風故其神志如驚癎之狀其手足則鈎曲而時瘈瘲也若火熏之者謂發黄驚癎等証不惟火灸則然如以火薰之而變証亦然也火熏者刼汗之法醫不知發汗之誤以身灼熱不止猶以為發汗不透而用火熏此誤治之常耳風温証發汗是一逆汗之而病不除復被下及火是再

逆爲望命期之不促而欲尚引時日乎哉汪氏注最得解今

導之

喻譪此一段至理千古若明若昧未經剖析曾不思既名温病即是時行外感何又汗之下之火之俱爲逆耶蓋熱邪久蓄少陰腎中精水已爲素傷重加汗下火劫陰之法乃爲逆耳其自汗出身重多眠睡鼻息鼾語言難出者一一皆顯少陰本證也膀胱爲腎之府故少陰症具若被下則膀胱之陰亦傷而直視失溲者腎精不上榮腎氣欲外奪也若被火劫則陰愈虧而邪愈無制矣甚則如驚癎狀而時爲瘈瘲也一逆再逆言汗下火

之誤可一不可二非汗而又下下而又汗之為誤也由此觀之

冬不藏精之温證顯然昭著矣

再按仲聖之論悞下有結胸及痞挾熱鶩溏臟寒不禁等証從未說到小便不利直視失溲于此言之者謂腎以膀胱為府素不藏精之人得下則膀胱益虛以故小便不利直視失溲其變亦倍重　于膀胱也况于風邪内熾津液乾烁大便難通之末必通從令膀胱受累而小便自遺試觀好色之人多成癃閉可類推矣今之醫者亦講于悞下而絶膀胱之化原立取危因之理耶

再按發汗已身灼熱者名曰風温仲聖此語將冬不藏精之温証形容殆盡蓋凡外感之邪發汗已則身熱自退乃風温之邪發汗已身始灼熱者明〻始先熱在骨髓發汗已然後透出肌表也至於風温二字取義更精與内經勞風之義頗同勞風者勞其腎而生風也然則冬不藏精之人謂非勞其腎而風先内熾歟故纔一發汗即帶出自汗身重多眠鼻鼾語難諸多腎經之証設不發則諸証隱伏不盡透出也夫腎中之風邪内熾而以外感汗下火攻之法治之寧不促其亡也後人不知風温為何痛反謂温症之外更有風温濕温〻毒温疫四証觀其言曰

重感于風變爲風温則是外受之邪與身重鼻鼾多睡少語之
故絶不相涉可知是夢中説夢也尚論及此聊自慊耳
客有難昌者曰内經論冬傷于寒〻毒藏于肌膚感春月之温
氣始發故名曰温病未嘗言寒毒藏于骨髓也今謂冬不藏精
者寒邪藏于骨髓未盡然耶昌應之曰此正内經之言非余臆
説也黄帝問温瘧舍于何藏岐伯對曰温瘧得之冬中于風寒
氣藏于骨髓之中至春則陽氣大發邪氣不能自出因遇大暑
腦髓爍肌肉消腠理發泄或有所用力邪氣與汗皆出此病藏
于腎其氣先從内出之於外也如是者陰虚而陽盛則熱矣衰

則氣復反入〻則陽虛陽虛則寒矣故先熱而後寒名曰温熱由是觀之温瘧且然而況于温病乎客始唯唯

昌按熱邪久伏腎中其証與第一例自不相同其發腎也皆從骨内鬱蒸而出皮間未熱而耳輪上下已先熱矣始發之時多兼微寒不似第一例之全不惡寒以少陰居北方寒水之位也至于火熱灼肌不惡渴不似第一例之大渴以熱邪初動陰精尚足持之也其後則不惡寒而惡渴與第一例之証渾無别矣然雖無别究竟表裡不同標本互異始先用藥深入腎中領邪外出則重者輕而輕者即愈矣曰是冥悟一斑即取仲聖少

陰傷寒之例推演為治温之例未嘗以己意混入一字也引例如左

方仲注灼熱謂熱轉加甚也風温謂觸犯于温病有風也陰陽俱浮太陽本浮而風温皆陽故上下皆見浮也自汗出亦衛受傷也身重多眠睡鼻息必鼾語言難出者風壅則氣昏熱甚則氣欝也小便不利者太陽主膀胱而風温皆陽下則反攻徒亡其精液而膀胱之氣傷也直視者太陽之筋支者為目上綱故不轉睛而上竄也失溲言小便甚失其常度也火灸熨之類也微言攻之微則變亦微發黃者火熱則土燥故其色外奪也

劇言攻之劇則變亦劇如驚癇時瘈瘲者火甚熱極而生風也熏亦火劫也一逆言乍誤也尚引日言猶可俄延再逆復誤也促命期言夭枉人之天年致警之意深矣

林瀾注按風温有二發汗已身猶灼熱者曰風温本條所列是也若序例之前熱未已更遇于風者亦謂風温一言證一不言證一言脈陰陽俱浮一言陽脈浮滑陰脈濡弱雖其間或有不同然皆以冬傷于寒至春病温之際復感風邪風與二氣相合而成則所謂前病未已更感異氣變為他病者自當依壞証而施治被下火熏有不犯深戒哉

二大例　　卷四

柯韻伯注此正與内經伏寒病温不同處太陽中暑亦有因于傷寒者雖渴而仍惡寒太陽温病反不惡寒而渴者是病根不因于寒而因于風可知也發熱者病為在表法當汗解然不惡寒則非麻黄桂枝所宜矣風與温相搏發汗不如法風去而熱反熾灼熱者兩陽相薰轉屬陽明之兆也

汪琥注此承上文而言温病誤治之逆証也温病之初是温氣襲人經絡不可誤發其汗醫人不知只認以為太陽証妄投麻桂等湯以發其汗温襲經絡又亡津液陽氣亢極故身熱如灼此為風温要此風温者即風病蓋春時多風温氣即從風中而

来故又名風温也風温悞汗之証其脈陰陽俱浮者温病本熱又𤼵其汗則周身陽氣盡越于外故其脈尺寸俱浮風温証𤼵汗一逆汗之而病不除復被下及被火是再逆也　身重小便不利爲知非濕痺証不知濕痺固小便不利若得汗出則濕氣随之而散矣今者自汗出而身反重謂非風温証而何　按此條証仲聖無治法補亡論常器之云轉下火熏皆為逆也可白虎加人參湯桂枝柴胡各半湯桂枝去芍藥加蜀漆龍骨牡蠣湯郭白雲復議用桂枝乾姜湯柴胡加龍骨牡蠣湯愚以上条無少陽經証諸湯中凡有柴胡者皆非對証之葯凡有姜桂者

二大例　卷四

又非温熱証之所宜其白虎加人参湯渼與太陽病發熱而渴者不相涉攷之千金方有葳蕤湯此寔補仲聖治法之未備

義按柯氏於温証着眼風字謂與寒有别是欲與内經伏寒病温辨也愚謂風從温来原可受病至于伏寒亦可因之而發二者並行而不悖也何必專執一見汪氏仍主春温是春時温氣隨風而来感之而病不粘着冬時伏寒此亦理之所必有但不必謂伏寒之不從此發也

沈撓注温熱二病古人往往互稱醫者祗須認定脉証擬何方治不必拘于名式難經云熱病之脉陰陽俱浮本條 云風温

為病脉陰陽俱浮兩証脉相同也三陽合病但欲眠睡身重難以轉側本條身重多眠兩証病相似也熱病與合病俱主以白虎湯故此條無主治亦擬白虎湯主治　邪氣中人所入之道不同風寒由皮毛而入故自外漸及于裡温熱由口鼻而入伏于脾胃之膜原與胃至近故邪氣向外則由太陽少陽轉出邪氣向裏則徑入陽明此吳又可温疫論中語也彼自以為獨出心裁故于傷寒論反多辨駁不知傷寒論中于熱病曰表有熱裡有暍（沈改）于温病則曰發熱而渴不惡寒其曰不惡寒則邪不在表可知温熱徑入于裡論中早已及之矣

或問在天為燥在地為金燥亦五氣之一陽明非燥不明病少陰急下三條皆燥氣為患太陽論中四氣俱已詳辨而獨不及燥豈燥獨不病太陽歟曰燥萬物者莫熯乎火故火未有不燥而燥未有不從火来温熱二證論火即以論燥也若非論燥條内兩渴字從何處得来且熱病條云口燥渴明將燥字點出喻嘉言云古人以燥熱為暑故用白虎湯主治此悟徹之言也至若温病條不惡寒三字早已露徑入陽明端倪其為燥病尤覺顯然論中專感一氣者惟風傷衛一証其餘皆數氣雜至之病麻黄証雖云寒傷營其實兼風梔柏証雖云濕痺其寔兼熱則

温熱二証火氣兼燥夫無何疑

附例　少陰病始得之反發熱脉沉者麻黄附子細辛湯主之

喻謂注脉沉病在裡而表反發熱則邪雖在表而其根原實在裏在裡之邪欲其盡透于表則非専經之藥不可故取附子細辛以匡麻黄為温經散邪千古不易之正法奈何後人全不知用明〻見脉沉身重嗜卧倦語之証即知為風温又知為冬不蔵精尚且漫用三陽之表藥屢表不應千中不能活一渡諉之傷寒偏死下虚人是則是矣但不知果行温經散邪而人死耶抑未也

二大例　　卷四

附例少陰病得之二三日麻黄附子甘草湯微發汗以二三日無裡証故微發汗也

喻嘉言注麻黄主散邪附子主温經二者皆大力之藥也前証發熱脈沉則表裡俱急惟恐二物不勝其任更加細辛之辛温取其為少陰引經之藥而又有辛散之能協賛二物共建奇功也此云無裡証非是并脈沉嗜卧等証俱無也但無躁煩吐利嘔渴之証耳似此則表裡俱不見其急而麻黄附子二物尚恐其力之太過而反用甘草以和之也凡冬不藏精之温証始發二三日間請決擇于斯二者焉故不用細辛以助之在力之太過句下

附例

病發熱頭疼脉反沉若不瘥身體疼痛當救其裡宜四逆湯

喻嘉注此一段文義可得治冬不藏精之奥旨病發熱頭疼證見于表矣而脉反沉則病又在裡兩有可疑也既發熱頭疼勢必先治其表若不瘥則治表無益矣凡治表者皆治其陽也陰病治陽豈惟無益將見陰中之真陽因之外越而體反加疼痛一團陰寒用事矣此所以當用四逆湯而急回其在中之陽也

再按若不瘥三字甚活蓋發熱頭疼表之原不為悮但一切三陽經之表藥俱不對証惟麻黄附子細辛湯與麻黄附子甘草湯二方始為少陰經對証之表藥而又不敢必人之能用所

以不說誤表而但說若不瘥正見表藥中原有瘥法也

附例　少陰病脈沉細數病為在裡不可發汗

喻議注脈沉細而數裡熱也發汗則瘥其表且亡其津液內熱愈熾

附例　少陰病脈微不用發汗亡陽故也陽已虛尺脈若濇者復不可下之

喻議注前段云脈沉細數則為熱此云脈微則為虛熱而發汗則陰易亡虛而發汗則陽易亡故兩戒之也然則脈不微數者一概禁汗不亦因噎廢食耶況于不藏精之証邪發之初未必

即見微數之脉惟可用麻黃附子二方而不知用劚至脉微且數則汗下温三法皆不可用而陰絕陽雖有坐以待斃耳

附例　少陰病欬而下利讝語者被火氣刼故也小便必難以強責少陰汗也

喻譌注少陰少血强責其汗是刼奪其血也小便難者源先竭也再按少陰病强汗則小便必難悞下則小便不利直視失溲可見腎以膀胱為府藏病則府未有不病藏傷則府先告絕也傷寒証中云直視讝語循衣撮空小便利者其人可治則是少陰之藏氣絕與不絕全於小便之利與不利窺其中藏

附例　少陰病脉緊至七八日自下利脉暴微手足反温脉緊反去者為欲解也雖煩下利必自愈

喻嘉言注邪在陰者多自利自利則邪氣湧正氣而脫者多矣其候必脉緊數而四肢逆冷今脉緊去而但微則陰邪已散手足温則真陽未傷雖有心煩下利之危急而可直決為必愈蓋陰陽不相乖亂則別無死法也然則腎氣素旺受邪原輕者不易得之數矣　再按此與邪在陽脉數而熱得汗而脉和身涼脉數去為欲愈之意同然陽病輕而從汗解則易陰病重而從利解則難所以仲聖於陽邪内陷下利不止之証惟用逆流挽舟

之法挈裡(邪)還之于表則利不治而自止此段見陰邪從陰分解散原屬順便但少陰藏氣堪為主人送出客邪尚恢恢乎有餘地則善也而不藏精者日為牀褥作主人安望重關設險以待暴客乎

附例

少陰病八九日一身手足盡熱者以熱在膀胱必便血也

喻嘉言注膀胱為腎之府腎邪傳于膀胱則裡邪達表故一身手足盡熱也太陽多血為熱所亂則血出于二便然比之少陰少血悮動其血而從口鼻耳目出則天淵矣

再按熱邪雖從便血而解經年調理陰氣難復況既開脫血一

寳漫無止期何如一身手足方熱之候預識其勢所必至而亟圖之于早耶奪膀胱熱用桂枝大黃入四苓散

附例欲吐不吐心煩但欲寐五六日自利而渴者虛故飲水自救口燥舌乾証具小便色反白者下焦虛有寒也勿認為熱以致悮

喻嘉言注此條以仲聖原文難解昌會其意而言之也

再按不藏精之証此一段最肖仲聖早已欲人辨識之矣

附例病人脈陰陽俱緊反汗出者亡也無陽也無陽以為之護此屬少陰法當咽痛而復吐利

喻嘉言注冬不藏精之証此一段更肖少陰為水藏吐利者陰盛

而水無制也

温經散邪一法

麻黄附子細辛湯

麻黄附子甘草湯

温經一法

附子湯　治得病一二日口中和背惡寒者

治身體痛手足寒骨節痛脉沉者

附子温經散邪　人参補氣扶陽　芍药收陰　茯苓朮燥土制水

急温一法

四逆湯　治寒邪深入于裡者

治膈上有寒飲乾嘔者

喻譆注陰邪深入則微陽必遭埋沒陰邪上于則微陽必致飛騰故宜急温恐少遲則不及也急温則無取于回護矣然以甘草為君以乾姜附子為臣正長駕遠馭俾不至于犯上無等無回護中之回護也

通陽一法

白通湯　治陰寒下利

喻譆注葱白為君乾姜附子為臣以腎經之陰極盛格拒其陽

於外而不納故取用葱白以通陽氣而使陰自斂見晛曰消之義也

白通加猪膽汁湯　治下利脈微及厥逆無脈乾嘔煩者

喻嘉言注呼吸存亡之際恐陽藥不能直透故加人尿猪胆汁之陰以為向導服湯脈暴出者死微續者生

通脈四逆湯

治下利清穀裡寒外熱手足厥逆脈微欲絶身反不惡寒其人面赤色或腹痛或乾嘔咽痛或利止脈不出即前四逆湯倍乾姜而加葱白也

喻議注不惡寒面赤色而外熱者加葱白以通陽氣腹中痛者真陽不足去葱白加芍藥嘔者加生姜咽痛者去芍藥少加桔梗利止脉不出者陽氣未復去桔梗加人參

温胃一法

吳茱萸湯

治吐利手足厥冷煩躁欲死者

桃花湯

治二三日至四五日腹痛小便不利下利不止便膿血者

喻議注胃虚土寒不能制水而下焦滑脱故用乾姜粳米之辛

甘以佐赤石脂也

灼艾助陽一法

一二日口中和背惡寒者即宜服附子湯并用炙法以助陽

吐利手足不逆冷者不死脈不至者炙少陰七壯

下利脈微濇嘔而汗出數更衣反少者陽虛而氣下墜血少而

勤努責也宜灸頂門之百會穴以升舉其陽也

温經鎮水一法

真武湯

治腹痛小便不利四肢沉重疼痛自下利者或欬或小便利

或嘔者

喻嘉注真武北方司水之神也陰邪熾盛得真武可以鎮攝而安其位也　熾盛句下落水泉泛濫四字

和陰一法

黄連阿膠湯

治少陰心煩不寐者

喻嘉注煩不寐熱甚而裡不和也芩連除熱雞子黄阿膠少佐芍藥以和血而生不足之陰也

急下一法

大承氣湯

治二三日口燥咽乾者

喻議注二三日病始發便有腎水枯竭之象不急下將何救也

耶

治自利清水色純青心下滿口乾燥者

喻議注腎中之邪摶水而變青熱之極也心下滿者水氣上逆

而口乾燥枯涸立至矣故當急下

治六七日腹脹不大便者

喻議注腹脹不大便胃寔可知水藏受病加以上實則水必竭

故當急下

清解一法

四逆散

治四肢微逆或欬或悸或小便不利或腹中痛或泄利下重者

喻嘉注四肢微冷則熱入未深故用柴胡解之枳實泄之甘草和之而最要者加芍藥以收其陰也欬者加五味乾姜并主下利悸者加桂枝小便不利者加茯苓腹中痛加附子泄利下重者加薤白煑汁煎服

分利一法

豬苓湯

治下利不止欬而嘔渴心煩不淂眠者

喻諺注取其水穀分則利自止利止則嘔渴心煩不待治而自

愈然不藏精而膀胱之氣化不行者又在所禁

清咽一法

甘草湯

桔梗湯

半夏湯

治風邪挾痰熱者

苦酒湯

治咽中生瘡語聲不出者

附録治温熱方論

義按西昌冬不藏精春必病温一大例從仲聖少陰篇採集方論以補缺畧可以振聾蔽瞶矣及讀張石頑先生纘論首列伏氣一條以咽痛為邪于少陰之經復詳列治法列甘草湯諸方百餘年後其觸犯温邪曰咽痛下利而致斃者何可勝數豈非邪于少陰之確據乎石頑先生在百年以前能預揣百年以後之証識見有大過人者今悉遵其序次仍其方論喻氏之失于過温者得此可以相濟為功畸重畸輕吾知免矣猶有未盡者再採後賢良方附以鄙意者于篇

二大例　　　　　　　卷四

師曰伏氣之病以意候之今月之内欲有伏氣假令舊有伏氣當須脉之若脉微弱者當喉中痛似傷非喉痺也病人云實咽中痛雖尒今復欲下利

張璐注冬月感寒伏藏于經至春乃發故曰以意候之今月之内言春分候也若脉微弱者其人元氣素虧必不發于陽而發于陰以少陰之脉循喉嚨伏邪始發熱必上升故先喉中痛似傷腎司開闔陰經之熱邪不能升發熱必内攻其後必下利也

周禹載注於伏氣之時見伏氣之病而脉得微弱則是陰脉也其人腎氣虚者不及乎陽而即發于陰以少陰脉本循喉也故将

發必咽痛至發後則痛極似傷矣豈可認為痺証而誤治耶然咽痛勢已發于上殊不知腎司開闔陰熱上升豈遂盡泄故必疾趨後陰而下利可預知也

義按此條張氏入少陰發温熱例周氏入温証篇

附例　少陰病二三日咽痛者可與甘草湯不差者與桔梗湯

張璐注邪熱客于少陰之經故咽痛用甘草湯者和緩其勢也用桔梗湯者開提其邪也此在二三日間熱邪發于經中他証未具故可用之若五六日則少陰之下利嘔逆諸証蜂起此法又可不用矣　陰邪為病其發必暴所以伏氣發于少陰必咽

痛仲聖遂以緩法治之甘草味甘其性最緩因取以治少陰伏氣發温之最急者蓋甘先入脾脾緩則陰火之勢亦緩且生用力能瀉火故不兼别味獨用以取專功也設不差是伏邪所發勢盛緩不足以濟急更加桔梗升載其邪使發于陽分之陽邪盡從陽分而散不致復下陷入于陰分也倘治稍失宜陰津為熱邪所耗即用祛熱救陰藥恐無及也

按咽痛多是陰邪搏陽之候以陰邪為患無有不挾龍火之勢者所以屬少陰者多惟陽明經病有但頭眩不惡寒能食而欬其人必咽痛一條乃風熱挾飲上攻之証又不當與陰邪比例

而觀也至于温病風温多有此証以陰中伏有陽邪也即直中少陰之咽痛雖陰邪結于清陽之位仍是少陰之經故仲聖特設通脉四逆湯以通陰中欝没之微陽更加桔梗以清咽利膈也

附例

少陰病下利咽痛胸滿心煩者猪膚湯主之

張璐注下利咽痛胸滿心煩少陰之伏邪雖發陰經實為熱証邪熱充斥上下中間無所不到寒下之藥不可用矣又立猪膚湯以潤少陰之燥與用黑驢皮之意頗同陽微者用附子温經陰竭者用猪膚潤燥同具散邪之義比而觀之思過半矣

二大例　卷四

附例　少陰病得之二三日以上心中煩不得卧黄連阿膠湯主之

張璐注少陰病二三日以上心煩知非傳經邪熱必是伏氣發温故二三日間便心煩不得卧肰但煩而無躁則與真陽發動迥别蓋其陽發動必先陰氣四布為嘔為下利為四逆乃致煩而且躁魄汗不止耳今但心煩不得卧而無嘔利四逆等証是謂陽煩乃真陰為邪熱煎熬故以救熱存陰為急也

附例　少陰病下利六七日欬而嘔渴心煩不得眠者猪苓湯主之

張璐注下利六七日本熱去寒起之時其人嘔渴心煩不眠不獨熱邪煎迫真陰兼有水飲搏結以故羈留不去用猪苓湯以

利水潤燥不治利而利自止也

附例

少陰病得之二三日口燥咽乾者急下之大承氣湯

張璐注伏氣之發于少陰其勢最急與陽寒之傳經熱証不同得病纔二三日即口燥咽乾延至五六日始下必枯槁難為矣急下以救腎之燔灼也

按少陰急下三証一屬傳經熱邪亢極一為熱邪轉入胃府一屬温熱發自少陰皆刻不容緩之証故當急救欲絕之腎水與陽明急下三法同源異派

義按以上皆張氏少陰發温熱例

新增風温証治第二例諸方

義按喻氏第二例以冬不藏精至春病温則以温經散寒為重故首列麻黄附子二湯至極危諸方若白通四逆皆屬扶陽其腎水不足者恐温熱耗液不無泉之竭矣之慮則有和陰急下清解諸法斟酌虛寔寒熱温涼初無偏而不舉之弊但所載巻仲聖之方而後賢之有可採者缺焉今随所記憶擇其有當于証治者附録數條如左

活人益元湯

治面赤身熱不煩而躁飲水不入口名戴陽証

炮附子　乾姜　黄連　知母

人参　麥冬　五味子　甘草

艾葉

加姜棗葱白煎入童便一匙冷服

按内熱曰煩謂心中鬱煩為有根之火故但煩不躁及先煩後躁皆可治外熱曰躁謂身體手足擾動欲裸衣入井為無根之火故但躁不煩及先躁後煩皆不治

節菴回陽急救湯

治三陰中寒初病身不熱頭不痛（無表証邪不在陽）惡寒戰慄四肢

厥冷（寒中于裏陽氣不宣于四肢）引衣自蓋踡卧沉重（寒中少陰）腹痛吐瀉口中不渴（寒中太陰）或指甲脣青口吐涎沫（寒中厥陰）或無脈或脈沉遲無力（陰寒已甚）

附子　肉桂　人參　乾姜五分

白朮　茯苓　陳皮　半夏七分

甘草三分　五味子九粒

加姜棗入麝三厘調服

無脈加猪胆汁

泄瀉加升麻黄芪

二大例　卷四

嘔吐加姜汁

吐涎沫加鹽水炒吳茱萸

義按寒中三陰〻盛陽微故用六君子以建立中土然非姜附不能通下焦之陽非五味子不能使腎關之閉夫三陰以少陰為樞職司開闔今腹滿吐瀉涎沫不攝陽明之不闔即少陰之亡其樞矣陽以溫煦陰復固攝轉敗為功全在于此矣

節菴回陽反本湯

此湯治陰盛格陽陰極發躁微渴面赤欲坐臥泥水井中脈

來無力或脈全無歇絕者

製附子　乾姜　炙艸　臘茶

人参　麥冬　五味子

面戴陽者下虛也加葱七莖黃連少許用澄清泥漿水一鍾煎之臨服入蜜五匙頓冷服之取汗為度

義按王晉三註謂節菴此湯變易仲聖白通湯而為回陽補虛之製葱姜附子通陽温經参麥五味收陰生脈然病深在藏陰陽格拒節菴更有生心化裁之妙佐陳皮芳香利氣土漿靜鎮中宮線通氣道使以臘茶芳香苦降為之嚮導大破

格拒之陰飛越之陽有不反本寧謐者耶而張氏石頑謂以白通合生脈治陰極似陽最為神妙加用臘茶漿水當矣但陳皮一味似屬不必當知人參既合乾姜附子其勢歛張奚藉陳皮發揚之力哉其說與王氏相反愚意陳皮一味取其芳香利氣立說極是若謂藉其發揚之力恐未必然此方妙處全在臘茶一味用為使以引入陰分不應少加黃連其法即從白通加猪胆汁悟出能者頭頭是道可一隅三反矣

局方五積散　散寒食氣血痰五積也

治少陰傷寒及外感風寒內傷生冷身熱無汗頭疼身痛項

背拘急胷滿惡食嘔吐腹痛寒熱往来脚氣腫痛冷祕寒疝
寒瘧惡寒無汗婦人經水不調

乾姜　肉桂（重表者用桂枝）　甘草三分　半夏
麻黄四分　厚朴　陳皮　白芷六分
蒼朮　枳殼七分　當歸　川芎
白芍　茯苓　桔梗八分
二陳薑朴蒼麻芷枳桔芎歸芍桂枝

加葱姜煎

又法除桂芷陳枳餘藥慢火炒攤冷入桂芷四味同煎名熟
料五積散

有汗去蒼朮麻黄
氣虚去枳桔加人参白朮
腹痛挾氣加吴茱萸
胃寒加煨姜
陰証傷寒肢冷虚汗加附子
婦人調經加醋艾
本方合人参敗毒散名五積交加散治寒濕身骵重痛腰脚疫疼

東垣麻黄白朮湯

治大便不通小便赤澁身面俱腫色黄麻木身重如山喘促無力吐痰唾沫發熱時躁〻已振寒項額如氷目中留火鼻不聞香臍有動氣少腹急痛

青皮　陳皮　黄連酒炒　黄柏酒炒
炙草　升麻二分　柴胡　桂枝
人参　黄芪　蒼朮泔浸　白朮土炒
厚朴　豬苓三分　茯苓　澤瀉
呉萸四分　白豆蔻　神麯炒五分　麻黄六分不去節
杏仁四粒研

分二服

按東垣此方謂有濕熱伏于營血之中木火乘于陽道為土盛短氣喘促為陰火傷氣四肢痿弱為腎水不足冬時寒水淂令乘其肝木剋火凌　大勝必有大復故見諸証

汪認菴曰此方蓋合四君五苓平胃麻黃吳萸解毒而為一方治証既多故所用表裏寒熱補瀉之藥俱備但皆氣葯而無血葯與五積不同

義按五積散及麻黃白朮湯葯品既多似乎冗襍而合之于法却有絲聯繩貫之妙非信于填湊可以後學製方須講求

章法以謹嚴為主否則雜亂無章猶未能操刀而使之割其傷寔多矣

再造散

治陽虛不能作汗名無陽証

黄芪酒洗　人参　桂枝　炙草各一錢

製附子　細辛各五分　羌活　防風各八分

煨姜五片　川芎八分　棗二枚

右水煎將成加酒芍藥一撮更煮三沸去滓温服

張石頑曰節庵以此湯治尺中遲弱陽虛不能作汗之証名

曰再造固為高出前輩但稍嫌風藥冗襍然無害于温補助衛之大旨也

義按節庵此方石頑嫌其冗襍恐未必然桂枝羌防同是太陽經藥水之源在腎而肺主皮毛水所從出處也細辛一物而兩擅其用從腎走肺必得風而鼓舞肝為風木之藏假川芎入肝為使領風藥上行走衛風發而雨驟頃刻滂沱矣至參附芪草藉温補之力以助衛則元氣丕振汗大泄而真元不傷此真節制之師矣詎可以冗襍輕訾之耶

羌活附子散

羌活　炮附子　茴香微炒各半兩

炮姜一錢

右為末每服二錢入鹽一撮水煎微温服

調中湯

治食積挾外感發熱

蒼术泔浸炒　陳皮炒　半夏　白芍酒洗

桔梗　枳殼　羌活　白芷

炙草　藿香　砂仁各一錢　川芎七分酒洗

麻黄去節泡　桂枝各五分　生姜三片

二大例　　卷四

張石頑曰：按調中湯與五積散大同小異，乃表裡兼并之藥，故用以治食積挾外感發熱証。若調中飲則全用平胃而兼乾姜、黄連輩，專主食積發熱，却與表邪無預也。即如中滿分消丸、分消湯，寒熱攸分，用者不可不審。

調中飲

治食積類傷寒，但身不痛者。

蒼术泔浸麻油炒，二錢　生白术　厚朴姜汁炒　陳皮炒
炙草　神麯炒　枳殼炒　黄連姜汁炒，各一錢
查肉姜汁炒黑，二錢　草果八分　炮姜五分

右水煎去滓磨木香汁調服
腹痛加桃仁
便秘加大黄
口乾加省頭艸

海藏大羌活湯

治兩感一日太陽與少陰俱病

羌活一錢　獨活　防風　防巳酒洗
黄連酒洗　黄芩酒炒　蒼术泔浸炒　生白术各六分
知母一錢五分　生姜三片　大棗二枚擘　生地三錢

二大例　卷四

川芎　　細辛　　甘草炙各六分

右水煎熱服

義按海藏此湯治太陽少陰兩感証喻氏置之第一例而義以為病既涉少陰則與第二例之説符也故以此方入第二例方中藥品頗繁似乎冗襍而其中層層布置矩矱森嚴正如草蛇灰線一絲不走非從千金諸方叅究恐未能盡其蘊也名大羌活湯者是提清病在太陽也臃之以獨活以其病滚合少陰也生地知母益腎中之水清少陰之熱佐之以細辛下趨足少陰而潛通乎太陰苓連防己連類及之一清腑

上之火邪一泄下焦之濕熱但病既涉少陰〻邪最易下趍況地母芩連易傷脾胃不無泄瀉之虞泄瀉則陷下矣故用川芎防風入太陽厥陰以助羌活使風氣勝而升舉以斷其下溜更以二朮甘草建中燥濕助胃氣之上行作中流之底柱加入姜棗調和營衛多〻益善正如韓信之將兵而立法嚴密又如程不識之陣法矣豈信手填湊者所可同日而語哉

涼膈散　方論俱見前

温熱朗照　五之六

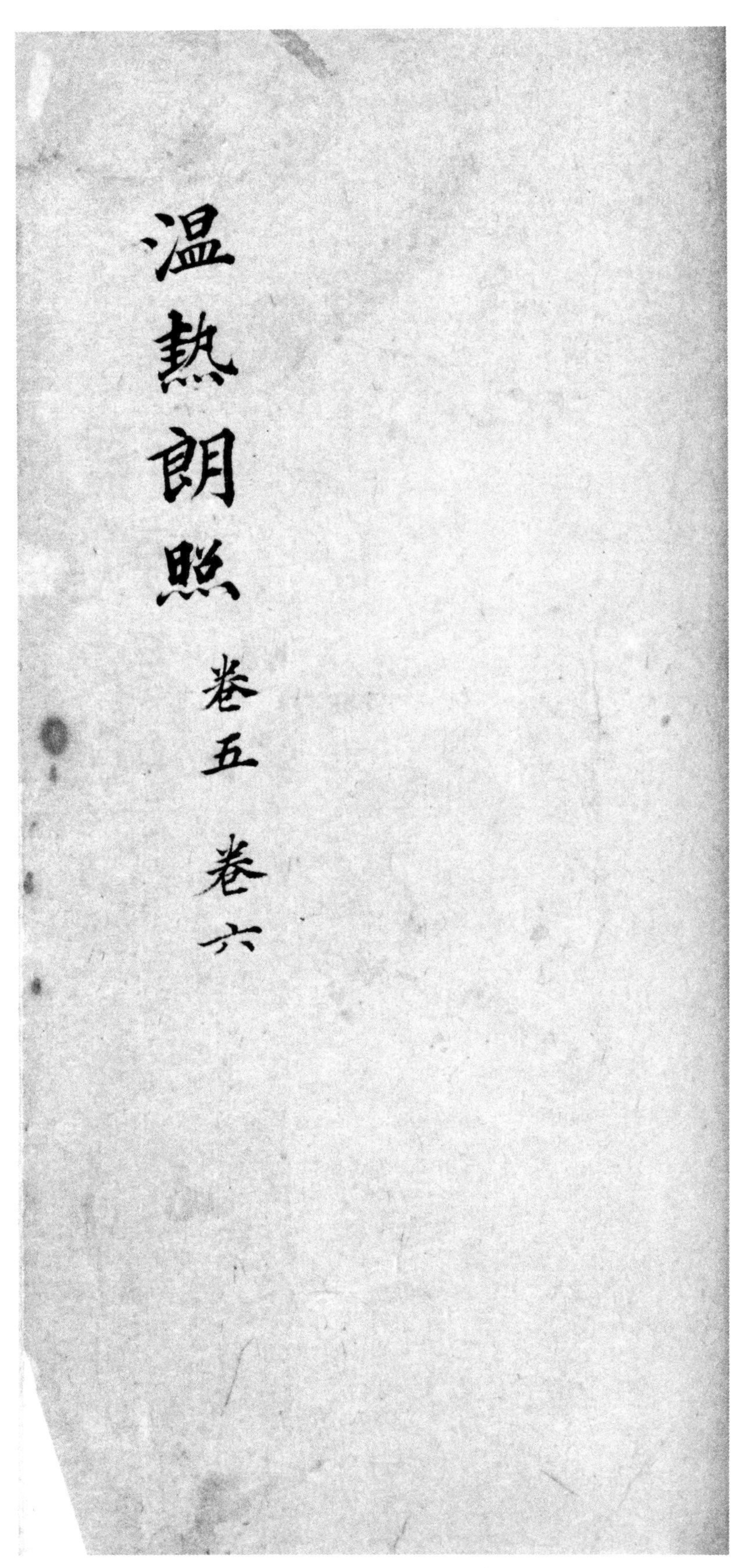
温熱朗照
卷五 卷六

温熱朗照卷之五目録

吳趨宜亭繆遵義纂述　　姪孫淞校録

温熱朗照卷之五

冬傷于寒又兼冬不藏精春月同時病發遂定為一大例

按既冬傷于寒又不藏精至春月兩邪同發則冬傷于寒者陽分受邪太陽膀胱主之冬不藏精者陰分受邪少陰腎經主之與兩感傷寒証中一日太陽受之即與少陰俱病則頭痛口乾煩滿而渴之例纖毫不差但傷寒自外入内轉入轉深故三日傳遍六經温證自内達外既從太陽之戶牖而出勢不能遍傳他經表裡只在此二經者為恒也若更挾外邪從太陽少陰經中二日傳陽明太陰三日傳少陽厥陰則藏府之邪交熾不俟

六日即死矣蓋太陽少　陰邪發之日正已先傷外邪復入正氣又傷即與再傳無異藏府之氣幾何決無可供三傳之理也但既是温証表裡橫發重復感受外邪者十中無一所以温証兩感之例原有可生之理昌治金鑑一則先以麻黄附子細辛湯汗之次以附子瀉心湯下之二劑而愈可見仲聖法度森森俱列在人之善用也今人見煩熱枯燥之証而不敢用附子者惡以熱助熱也不知不藏精之人腎中陽氣不鼓精液不升故枯燥外見纔用附子助陽則陰氣上交于陽位如釜底加火則釜之氣水上騰而潤澤有立至者仲聖方中輒用附子一枚今

人一錢亦不敢用捴由其識之未充耳昌亦非偏重温也以少陰經之汗與他經不同如治金鑑先以温法及汗法一藥同用次以温法及下法一藥同用而收功反掌蓋舍三法別無他法也設汗藥中可不用温下藥中可不用温是與治傷寒陽邪之法全無差等矣昌之分温証為三例者道本自然其不以牽強穿鑿取後世之訾議也明矣

再按冬傷于寒又冬不蔵精春月病發全似半表半裡之証乃以半表半裡藥用之病不除而反增所以者何此証乃太陽少陰互為標本與少陽之半表半裡絶不相涉也然隨經用葯箇

卷五

中之妙難以言傳蓋兩經俱病從太陽汗之則動少陰之血從少陰温之則助太陽之邪仲聖且謂兩感于寒者必不免于死況經粗工之手尚有活命之理耶所云治有先後發表攻裏本自不同此十二字之祕訣乃兩感傳心之要即治温萬全之規

聖言煌煌苟能參透此關其治兩感之温症十全八九矣

仲聖論温証有云表熱裡寒者脈雖沉而遲手足微厥下利清穀此裡寒也所以陰証亦有發熱者此表解也表寒裏熱者脈必滑身厥舌乾也所以少陰惡寒而踡此表寒也時時自煩不欲厚衣此裏熱也

按此段文義論温証全以少陰腎與太陽膀胱分表裡昌所謂太陽與少陰互為標本者得此而為有據矣其云所以陰証亦有發熱者此表解也言當先從表解也即麻黃附子甘草之例也脈滑表寒也身厥舌乾裡熱也惡寒而踡宜行温散時時自煩不欲厚衣又宜涼解用葯如此繁雜正與兩感証中治有後先發表攻裡　本自不同之意互見正欲學者之以三隅反也觀

仲聖云少陰病惡寒而踡時自煩欲去被者可治

又云手足温者可治雖不出方大段見陰陽不甚乖離尚可調其

偏以協于和之意設惡寒而踡更加下利手足逆冷則無陽而偏于陰矣更加脉不至而不煩而躁則陽去而陰亦不有矣所以用藥全在臨時較量果其陰盛陽微即以温為主果其陽盛陰微即以下為主果其陰陽錯雜温下兩有所碍則參伍以調其偏盛為主當從解表之義前已申明然亦邪勢正熾陰陽尚未全虧方可温經散邪若夫滋蔓難圖任行背水之陣亦必無僥倖矣此等處皆是危疑關頭雖仲之聖亦不敢輕出一方以膠治法之圓機所貴明理之彥師其意而自為深造耳

義按脉滑表寒也身厥舌乾裡熱也惡寒而踡宜行温散時

時自煩不欲厚衣又宜涼解此是兩條或先或後隨其證而治之即喻氏治金鑑一証先用麻黄附子細辛湯汗之次以附子瀉心湯下之同一法也至仲聖云少陰病惡寒而踡時自煩欲去被者可治玩一時字則此條證是同時並見故于惡寒而踡時少頃或竟有自煩而欲去被者危疑關頭用藥極難喻氏用桂枝以和營衛而重加益陰之藥心和陽隨其証發現而調其偏使陰陽各淂其平此真通天手眼也

仲聖云少陰中風脉陽微陰浮者為欲愈

觀此一條而認脉辨証之機亦甚彰著矣陰微陽浮為欲愈則

三大例

病發之時陽盛陰緊可知也陽盛則治先府陰緊則治先藏又可知也既盛且緊則參之外証以分緩急又可知也倘陽已微而陰不浮者更當治其陰亦可知也倘陰已浮而陽不微者更當治其陽亦可知也此昌之尚論每于仲聖言外透出神髓以自憔也

仲聖用桂枝湯以和營衛而解肌此定例也不但為太陽經中風之本葯即少陰經之宜汗者亦取用之其最妙處在用芍葯以益陰而和陽太陽經之營衛得芍葯之酸收則不為甘溫之發散所逼而安其位也至若少陰則更為陰藏而少血所以強

逼少陰汗者重則血從口鼻耳目出而厥竭可虞輕亦小便不利而枯涸可待用葯自當少芍藥之例而倍加益陰以和陽昌每用桂枝必加生地黄以匡芍葯之不逮三十年來功効歷歷可紀蓋淂比例之法也

義按桂枝湯加入生地以佐芍葯之不逮此是喻氏治温新法亦是天然不易之法何不增入炙甘草湯更為完備乎義于此更為之附入

仲聖于冬月太陽中風之證而用桂枝為例不為春月之病温設也春月病温用桂枝勢必佐之以辛涼而不藏精之温屬在

少陰不得不用桂枝之温以解之以少陰本温標寒邪入其界非温不散也豈惟桂枝甚則麻黄附子在所必用所貴倍加益陰以輔之如芍藥地黄猪胆汁之類是也令人未達此理但知惡藥性之温概以羌獨柴葛為表則是治太陽而遺少陰屡表而病不除究竟莫可奈何而病者無幸矣紛〻為仲聖解嘲之説然乎否耶

義按此段更從上文而暢所欲言盡發其藴矣少陰本温標寒是揭出大主腦惟其本温標寒故冬月層冰互結而井中之水反温顯而可見者也明者于此察其機則以其標之寒

者從桂枝而加進焉則麻黃附子可也更于本之温者從芎葯而加進焉則加地黃之外猪胆汁之類又可用也又羌獨柴葛之類與少陰有何關涉而可漫然一施之乎

今擬冬傷于寒兼冬不藏精之証名曰兩感温症按傷寒少陰証乃從三陽經中傳入者此証乃少陰與膀胱經一臟一腑自受之邪故與三陽傳入之例多不合惟于兩感之例一日太陽受之即與少陰俱病其例脗合然仲聖又不立治法但曰治有先後發表攻裏本自不同是則一葯之中決無兼治兩經籠統不清之法矣而治有先後于義何居

義按喻氏提出兩感溫証爲少陰與膀胱經自受之邪與三陽傳入之例不合方是第三大例不同傷寒兩感處而治法亦不同于傷寒兩感

昌嘗思之傳經之邪先表後裡直中之邪但先其裏溫証之邪裏重于表兩感之邪表裡不可預擬惟先其偏重之處假如其人腎水將竭真陽發露外見種種蹤[illegible]之証加以再治太陽之邪頃刻亡陽而死矣是必先溫其在經之邪兼益其陰以培陽之基然後乃治太陽之邪猶爲庶幾也則與少陰宜溫之例合也

義按此段纔論及兩感温疟先温經後治標方法妙在觀其偏重之處預為布置假如一條于腎水將竭指出真陽發露光景不治太陽之邪却先温太陽之經如桂枝之類以其標寒也兼益其陰以培陽之基如芍藥地黄之類以其本温也復治太陽之邪加庶幾二字慎之又慎矣喻氏于此幾難措手況其下者乎

又如其人平素消瘦兼以内鬱之邪灼其腎水外現鼻煤舌黑種種枯槁之象加以再治太陽之邪頃刻亡陰而死矣是必急下以救將絕之水水液既回然後乃治太陽之邪猶為庶幾也

此則與少陰宜下之例合也

義按此段又論及兩感温証急救裡緩治標釜底抽薪之法腎水枯竭于鼻煤舌黑上見下不可緩間不容髮與少陰三急下同法上條亡陽此條亡陰更為吃緊

又如其人邪發于太陽經者極其勢迫大熱惡寒頭痛如劈腰脊脛項强痛莫移胷高氣喘種種危候温之則發斑發狂下之則結胷讝語計惟有先從太陽經桂枝之法解之解矣然後或下或温以去其在陰之邪也此則當用太陽經之表例而與少陰可汗之例略同也詎非先後攻發之可預擬者耶

但兩感傷寒之攻裡单取攻下原不兼温而兩感温証之裡亡陽之候頗多不得不兼温下與而擬之也此又變例而逆病情者也

義按此段又論邪發太陽勢重者仍宜桂枝和解而後徐議及或温或下至于温下一法屬兩感温証變例不比傷寒之攻裡上有攻下一法也

按太陽少陰兩感之温証其例雖與兩感傷寒一日太陽與少陰俱病相合其實比傳經之邪大有不同蓋傷寒之邪三日傳遍六經故為必死之証而温病乃内鬱之邪始終只在太陽少

陰二經不傳他經者為多是則非必死之証也惟之不善乃必死耳尚用汗下温法先後不紊則邪去而正未傷其生固可必也又有邪未去而正先亡惟藉他經供其絶乏之久之本臟復榮如出國十九年究竟復國且為伯主真是快事

義按此段論太少兩感之温証與太少兩感之温　傷寒有經傳不傳之分即有輕重生死之别

按亡陽一証在傷寒則誤發太陽經汗與誤發少陰經汗者多見之他經誤汗則不然可見兩感之温証為太陽少陰雙受之邪設舍温經散邪而單用汗藥者其亡陽直在頃刻間耳盖陽

根于陰深居北方腎水之底素不藏精之人真陰既耗則真陽之根淺而易露若不温經默護其根而但用甘温發散之葯是以陽召陽隨感即赴不待蓋覆而淋漓不止矣真所謂斷根湯也

義按此段論傷寒太少兩經誤汗亡陽以形出温証兩感誤汗之害同其默出不藏精者陽道淺而易露直一鍼透三關矣用温經法維持調護真是一片苦心

按亡陰一証在傷寒則邪傳陽明當下而不下致津液暗枯邪傳少陰當下而又不下致腎水暗枯其亡陰也以漸尚有急下

一法可救若在不蔵精之温証則腎水已竭于先而邪發之日陰邪必從下走勢自下利奔迫是下多尤足亡陰而又絶無補法可以生陰金匱云一腑氣絶于外者其人惡寒五蔵氣絶于内者則下利不禁蔵者陰也陰氣欲絶詎非亡陰之别名乎故淫雨而求杲日尚易大旱之渴甘霖為難矣神哉仲聖之書既詳不蔵精之証又出不蔵精之治特未顯然挈示後人不維其義耳即如桂枝一湯本為太陽中風設也而汗下和温早已具于一方之内至于温法尤為加詳如加附子加人参白术乾姜甘草加桂心茯苓蜀漆紅花等類豈太陽表証中所宜有乎惟

病有不得不先温經又不得不兼散邪者故以諸多温經之法隸于桂枝項下一方而兩擅其用與麻黄附子細辛湯用同意凡遇冬不藏精之証表裏之邪久熾陰陽之氣素虧者按法用之裕如也仲聖立法于四達之衢會心于衆妙之府雖哲賢輩出究竟表章不盡後人之知識日淺安望窺作者而神明之乎

義按上條論悮汗亡陽則不用汗法而議温經尚有深根固本之計至于此條之論亡陰則非若傷寒之用急下可救以其邪發而陰邪即下走下利奔迫也如下利不禁五藏氣絶尚可為乎喻氏獨詳其治揔以桂枝湯為主觀其所加之條

例引伸觸長畜之于早猶可默杜其危機至于敗壞決裂雖有善者亦無如之何矣　邪發而陰邪下走當未發將發之時急為籌畫使其一發即生死叅半淪胥莫挽矣奈何俗醫曰其熱而以寒涼之藥誤投致邪下陷而利也

桂枝領邪一法　桂枝加生地黃湯

清表温中一法　桂枝加人參湯

清陽瀉火一法　桂枝加大黃湯

脈浮先表一法　桂枝湯

先温裡後表法　先用四逆湯急救其裏救後清便自調但身

痛者隨用桂枝湯急救其表此見下多則陰邪亦從陰解故温

後但解其陽邪不必兼陰為治

温經止汗一法　桂枝加附子湯

汗後惡寒一法　芍藥甘草附子湯　斂陰固陽表虛

下後惡寒一法　桂枝湯去芍葯加附子　陽虛

汗後惡熱一法　調胃承氣湯　胃中乾實

汗後裡虛一法　桂枝新加湯　汗後身疼痛脉沉遲

汗多發悸一法　桂枝甘草湯　治心下悸欲得人按

茯苓桂枝甘草大棗湯　治臍下悸

汗後腹脹一法　厚朴生姜甘草半夏人參湯

晝夜静躁一法　汗下後表虛惡寒裏虛脉微細　日輕夜重者以救陰為主宜桂枝加紅花湯　日重夜輕身無大熱者以救陽為主宜乾姜附子湯

悮汗變下一法　本脉浮而誤見汗出心煩微寒脚攣之候纔服桂枝湯即便厥冷咽乾煩躁吐逆者乃陽虛而陰獨盛也先與乾姜甘草湯　以後其陽復厥愈足冷更與芍药甘草湯行陰寒凝滯之血以伸其脚若陽虛甚其變愈大者但用四逆湯以温經回陽而不兼陰以為治也

温經散邪諸法　入第二例此不重録

兩例俱可參酌互用

附辨温証合偶感之客邪以明理而闢謬

諸家方書謂温證之外復有四証一曰脈陰陽俱盛重感于寒者變為温瘧一曰陽脈浮滑陰脈濡弱者更遇于風變為風温一曰陽脈洪數陰脈實大者更遇温熱變為温毒一曰陽脈濡弱陰脈弦緊者更遇温氣變為温疫

義按諸家方書温証之外復有四証吾不知四証之外所謂温証者何証乎蓋所主温証者即四時春温之証也而所謂更遇于風變為風温者即伏藏之温病也四變字與喻氏之所剩者不符一瓢薛氏刪去之衆是今仍存其舊

據其授脈以辨証而治温者推廣其端似乎新奇可善詎知舜不達意徒足眩人所以後人一得之長逈不及于古人此等處關係病機最鉅昌不得不并明其理焉蓋春温夏熱秋涼冬寒各主一氣者其常也然天氣不可以常拘所以夏氣亦有淒清之時冬氣亦有燠熱之候凡此皆謂之客氣也本温証而重感于寒其病即兼冬氣而為温瘧本温証而重感于熱其病即兼夏氣而為温毒本温証而重感于時行不正之氣其病即兼時行不正之氣而為温疫原無所謂變也乃謂某病忽變某病不令人炫而且駭乎又且長夏之濕氣春分後早已先動冣能與

温氣相合而為濕温之証何以四証内反不并舉又且温瘧一証内經明説是冬月邪入骨髓至春夏時發何得妄説春月重感于寒又且更遇于風變為風温一証頭上安頭夢中説夢尤為無識

蓋春月厥陰風木主事與時令之温不得分而為兩凡病温者皆為風温之病也即如初春之時地氣未上升無濕之可言也天氣尚微寒無毒之可言也時令正清和無疫之可言也而所以主病者全係乎風

義按凡病温病者皆為風温之病 此春〔風〕字粘着春字説春主

風木用事冬月伏邪隨春升風動而發故曰風溫倘除風溫另為一証則所以病之故為何故耶試觀仲聖于冬月之病悉以傷寒之名統之其觱發之風寒栗烈之氣寒總為一寒則春月之風寒風熱風濕總為一風可知也夫風無定體者也在八方則從八方在四時則從四時春之風溫夏之風熱秋之風涼冬之風寒此自然之理仲聖于溫證篇首即特揭風溫之名以綱衆目其析義之精為何如耶顯明道理一經後人手便將風與溫分之為二況于精微之奥乎茲特辨之以見治溫之法原為切近平易而非有奇異耳

義按倘除風温另為一証此風字就風字推開説風原不止于春四時皆有其名猶冬時之風寒氣寒則風亦温是應有之之証但此所謂温者伏蔵之温因春風而動非春月之新感風而動也而因觸而即發者亦有之仲聖提出亦猶傷寒之有五而特揭出以綱衆目耳

温瘧主治之法

温瘧病脈尺寸俱盛

先熱後寒宜小柴胡湯

先寒後熱宜小柴胡加桂湯

但寒不熱宜柴胡加桂姜湯

但熱不寒宜白虎加桂湯

有汗多煩渴小便赤濇素有瘴氣及不服水土嘔吐甚者宜五苓散

温毒主治之法

温毒為病冣重温毒必發斑

人參白虎湯

竹葉石羔湯

元參升麻湯

黑膏　清肌涼血

温疫主治之法

温疫病陽脈濡弱正虚也陰脈弦緊邪實也

正虛邪實則一團外邪内熾莫能解散病固纏身爲累而目前

不蔵精之人觸其氣者染之尤易所以發表藥中宜用人參以

領出其邪寓意艸之中論之已悉　人參敗毒散

濕温主治之法　詳後

小兒春月病温亦分為三大例

小兒冬月深居房幃觸犯寒邪者恒少而知識未開天癸未動又無不藏精之事然亦有温証三例可互推者經云水穀之氣感則害人六府小兒或曰啖乳而傳母熱或曰飲食而中外邪皆從陽明胃經先受由陽明而外達太陽即與温証之第一例頗同而平素脾氣受傷者邪氣入胃復乘其脾虛而客之即與温証之第二例頗同既陽明胃與太陰脾一藏一府交合為病正傷寒証中二日陽明與太陰受之則腹滿身熱不欲食讝語之証與温証之第三例分經雖不同而兩感則頗同也後人造

為小兒八歲以前無傷寒之說以悖理叛道不思小兒冬月登山入水者尚有之豈遂謂無寒可傷耶即冬月不令受寒豈春月并不受時行外襲之氣耶術士妖言鄉人說鬼偏操移風易俗之柄可慨也其後又因無傷寒之說凡一切外感俱妄立驚風之名擅用金石重墜反領外邪深入于中千死萬中萬死昌寓意草中已畧辨其端但未詳其　治也試觀中風卒倒之人邪中脾之大絡則昏迷不省然則邪熾太陰脾經勢必傳于大絡其譏妄而不知人者夫豈驚風之謂耶祗有慢脾風一說似乎近理然不以外感之名統之用葯悉無措手茲特比入温証

之例庶推之以及四時而治悉無忒後之赤子可登春臺矣

小兒温證第一例

由陽明而太陽自內達外皆是表證但表法原取解肌而不取發汗況于小兒肌膚嫩薄腠理空虛斷無發汗之理仲聖于太陽之項背強几几反汗少惡風者用桂枝加葛根湯極得分經之妙桂枝湯主太陽葛根湯主陽明以類推之太陽証多陽明証少則用桂枝湯加葛根陽明証多太陽証少則用葛根湯加桂枝圓機在乎臨証然頸項肩背正二陽所轄之地不明經絡者見其几几然牽強不舒加以目睛上竄手足及張諸多太陽

見証而驚風之名自此始矣詎知仲聖云身熱足寒頭項强急惡寒時頭熱面赤目脈赤獨頭面揺卒口噤背反張者痓病也發熱無汗反惡寒者名剛痓發熱汗出不惡寒者名柔痓又曰太陽病發汗過多因致痓可見不解肌而發汗者必有此變又可見汗沾衣被旋渡内滲者必有此變然則小兒之解肌不更當從乎輕劑耶小兒服桂枝湯不必啜熱稀粥并不可急灌逼其大汗也

凡小兒發熱嘔吐者倘未佈痘即須審諦不可誤用温胃之葯當以為戒里中一宗侯高年一子恣啖不禁每服香砂平胃散

極効一夕痘發作嘔悞服前葯滿頭紅筋錯出斑點容攢筋頭所謂瓜藤斑也上饒相公一姪髫齡選貢赴宴返寓痘發作嘔乃父投以藿香正氣散一方舌上生三黑疔如尖粟形舌下生四黃疔如牛妳形盖痘邪正出阻截其路凶變如此緣痘疹一宗未得付梓姑述親見二則于治胃經感邪之末以垂戒焉

解肌清熱之法

桂枝湯

葛根湯

桂枝加葛根湯

桂枝加栝蔞湯

攻裡救胃一法

調胃承氣湯

痓病胸滿口噤卧不着席脚攣急必齘齒可與大承氣湯㫖變

調胃承氣湯

桂枝加芍藥湯　治下後腹滿時痛者

悮攻邪陷一法

小兒温證弟二例

由陽明而太陰自表入裡仲聖云太陰之為病腹滿而吐食不

下自利益甚時腹自痛若下之必胸下結鞕可見脾氣虛衰不能為胃行津液者必至吐利兼見此俗子借口慢驚之源也誣知外感之邪入乘其虛上吐下利者即霍亂之意正氣既虛兒因畏却則有之豈是心虛發驚肝木生風之候耶此等處認証一差用藥不當萬無生理蓋脾經之証自有脾經之專藥况于屬在外感仍以散邪為先所以悞下則心下結鞕正謂邪雖已入太陰而陽明未盡除者恐有表証相礙也

解肌之法

桂枝湯　脉浮者用之太陰之脉尺寸俱沉細今見浮則邪

還于表仍用解肌之法送出其邪為當也

温裏之法

四逆湯　自利不渴者用之燠土燥濕

理中湯　濁氣上干胃脹腹滿者用之

攻下之法

桂枝加大黄湯　大實痛者用之　然芍葯大黄亦當倍減

以小兒胃薄易動也

小兒温証第三例

温熱朗照卷之六目録

吴趨宜亭繆遵義纂述　姪孫芳田淞校録

暑病篇附

張石頑暍暑用葯準則

古今名醫類案十四則

附録周氏集補暑暍証治諸方

附濕門 濕熱

附録張氏集補濕病証治諸方

附喻氏消暑諸方總論 芳田增入

温熱朗照卷之六

暑病篇附

太陽中熱者暍是也其人汗出惡寒身熱而渴也

成無已注汗出惡寒身熱而不渴者中風也汗出惡寒身熱而渴者中暍也白虎加人参湯主之

周禹載注趙注引成注一段因表裡不明足以疑惑後人故刪之趙云此証為令火之氣酷其金肺主氣者也肺傷則氣虛故太陽膀胱屬水主表肺金之子也母虛而子亦不足衛虛表不足由是汗出身熱惡寒内經曰心移熱于肺傳為膈消膈消則

渴也皆相火傷肺之所致此可知其要在救肺也石羔雖能除三焦火熱然仲聖名白虎者為石羔功獨多于清肺退金中之火是用為君知母亦就肺中瀉火滋水之源人參生津液益所傷之氣而為臣粳米甘草補土以滋金為佐也

又按冬月有寒則能傷人名中寒夏月有熱亦能傷人名中熱此是外來之熱故曰中非即伏寒發出夏必病熱之熱也然而同用白虎者總以所傷在氣則所主在金所病在熱生金者土金生者水金病則母子俱病故與伏氣之在少陰發出之由陽明者無異要皆並主一湯全不回冬月之伏與夏月之中為二

義也又全不以伏氣之渴與今病之渴為稍異而必主人參也嗚呼聖人於此有意立湯無心表異以千古之前自有此理萬世之下自有此悞不意今之學者不知冬月伏氣與暑月中熱同治之旨反常以此湯治傷寒每投輙斃光與盞落反疑聖人有未盡善者何可勝悼

沈堯封注此是熱病證據素問在天為熱在地為火熱者火之氣也故熱乃五氣之一而熱病即傷寒有五之一本論以難經熱字恐與下文温字相混故特指出曰暍是也感烈日之氣而病即素問寒暑燥濕風之暑病或曰暍是陽邪暑是陰邪土潤

溽暑兼濕言也似與暍有異曰寒往則暑来與寒對待非言熱而何古人稱暑暍熱一也若暑熱併至之病難經名濕温不名暑至隋唐後皆指濕熱為暑於是真暑之名失而暍之名更不知為何病矣

義按夏月陽氣浮于外草木華滋澤潤膏流人身應之故常汗出且太陽主衛屬寒水衛虚更多汗暑邪襲衛衛虚汗泄入犯寒水經氣流露木氣呈象太陽之上寒氣主之故惡寒也夫太陽風傷衛証固發熱汗出而惡風今身熱汗出而惡寒同此太陽病故病亦似同一例也惟身熱而渴與温病之發熱而渴

同以中熱亦近乎溫之一証也渴字是認證之最要處暑感外逼津液暗耗加以汗泄津液已傷益以發熱津液更竭矣故夏月即無病之人猶渴而多飲況身熱汗出能不更加消渴乎此中熱之所以名暍也

沈氏附例傷寒脈浮滑此表有熱裡有寒白虎湯主之照沈氏本附入裏有寒沈氏改作裏有暍非是

沈堯封注附參暍刻本作寒如果裏有寒何以反用石羔知母表有熱即身熱也首節止言病名不言脈證此節詳言脈證出方主治兩節本是相承并和較訂時此節幸有寒字之暑

卷六

悞不被摘出若見暍字早已摘置別論中矣程郊倩後條辨云暍病脉不浮不思本論之暍即難經之熱病也難經云熱病之脉陰陽俱浮浮之而滑沉之散濇此是緊要處豈可糢糊讀過　本條脉浮滑與難經熱病脉合則白虎的是熱病主方而寒字的是暍字之悞

義按裡有寒三字沈氏竟改裡有暍未為穩貼夫既謂之傷寒則寒字當有着落顧名思義當一為之詳審也夫炎威雖熾何至於發熱則究其發熱之故必得其所因矣夏月奔走勞役熱氣熏蒸肌腠開泄或寒風之偶襲或飲冷以解渴其

寒之入也亦入於不及覺寒之先入即裡也而熱氣再乘之熱在表而寒不得出矣沈氏援引難經之脉謂浮之而滑沉之散濇此非表有熱裡有寒之確據乎夫浮之而滑熱象也沉之散濇〻即寒象也而沉即在裡之徵散脉應乎心〻主夏令浮而散心之體也今及浮而沉是心陽被寒侵而火鬱矣此言其本體也而以標論則寒之入固為裡而熱之在外即為表石羔辛則能散寒則解熱當大熱大渴大汗之時與以白虎自內至外其氣疏以達裡寒隨表之解而悉去順而易者也何謂順易熱為寒束解寒為難寒之性本凝固也寒

卷六

為熱持解熱為易以熱之性本開泄也沈氏未能見及故特論之義既為此論說者曰若如此論則為傷暑而非中熱矣不知古人稱暑暍熱一也沈氏辨之極為詳明今併錄之以備參攷又再為之申其說曰夏月陽陰內外故炎暑酷烈水泉極冷人身小天地故亦外熱而內寒今以外之熱氣乘衛氣之疏泄而襲入熱與寒遇則以表之熱反形出裡之寒是因標見本故中熱者往往反見惡寒象也則所謂寒者乃陽之伏即為陰本體之發現處也辛涼解散撤其表邪而所謂寒者

不見矣此又極深研幾以求其至也

沈氏附例傷寒無大熱口燥渴心煩背微惡寒者白虎加人參湯主之

沈撓注背為陽背微惡寒陽虛症也但陽虛有不同真水真火是腎中之陰陽也氣血是營衛之陰陽也此條口燥心煩則暍熱內熾仍是白虎証惟暍熱傷其衛氣致背微惡寒與腎陽全無關涉故止用人參補衛氣不用附子補腎陽至若少陰病口中和其有惡寒者衛陽與腎陽並傷則人參與附子竝用問同一背惡寒如何分別傷衛傷腎曰條內本自明

白傷腎陽者口中和傷衛陽者口燥渴

沈氏附例傷寒脉浮發熱無汗其表不解者不可與白虎湯渴欲飲水無表症者白虎加人參湯主之

沈撓注此承上文言煩渴背寒固當與白虎加參湯但亦有内中暍而外渡傷風寒亦能令惡寒發熱脉浮更當於有汗無汗上辨表証解不解以定此方之可用不可用耳

沈氏附例傷寒脉浮緩身不疼但重乍有輕時無少陰証者大青龍湯主之

沈撓注此承上文論有表証之治當與前條大青龍証合看

前條云太陽中風脈浮緊發熱惡寒身疼痛不汗出而煩躁此稱傷寒則發熱惡寒無汗已在其內如見此証即脈不緊而緩身不疼而重亦可用大青龍湯但少陰真武証亦四肢沉重疼痛恐人誤認故曰無少陰証者少陰証脈微細但欲寐也

太陽中暍者身熱疼重而脈微弱此亦夏月傷冷水水行皮中所致也

成無己注經曰脈虛身熱得之傷暑身熱脈微弱者暍也身體疼重水也夏時暑熱以水沃洗而得之一物瓜蒂散主之見金匱

暑

卷六

要略中

王宇泰注瓜蒂一物散或云五苓散

周禹載注常觀仲聖暍病惟出三証豈偶然哉舉其端為萬世準繩一者明其表裡俱虛（指大陽中暍惡寒發熱一条）一者言其暍中表之熱（指大陽中熱者暍是也一条）而此言水邪鬱令火而成中暍也若邪鬱令火比類而推其因殆有不可勝言如取風涼者感霧露者食生冷者素有積熱者陰血素虛不勝大熱者宿邪感而動者處陰地者凡此之類皆足以鬱其令火為中暍之由或輕或重或表或裡或虛或實隨証發現若論治邪退熱較量權衡何可一言

盡哉諸集類方論徒多其証聚其方未有明言其詠証屬于何
因害于何經用何藥為君何藥為臣苟不潛心仲聖之書吾未
信其泛然方証果切病情否也瓜蒂本草謂其主胸腹邪氣皆
吐下之此以夏月傷冷水〻行皮中而皮中者豈非屬表何乃
用是藥去胸中之水乎蓋形寒飲冷則傷肺皮乃肺之合胸中
又肺之部内外相應且瓜蒂又治四肢浮腫下水而冷水之在
皮中者不惟灌洗得散而飲冷所傷者亦得散于皮中故兩者
皆得而用之
喻嘉注合論白虎加人參瓜蒂散二方云金匱治暍病止出二

暑

方一以白虎加人參專治其熱以夏月之熱淫必僭而犯上傷其肺金耗其精液用之以救肺金存津液也孫思邈之生脉散李東垣之清暑益氣湯亦既祖之矣一以瓜蒂湯專治其熱以夏月之濕淫上甚為熱熱先傷其肺金故外漬之水滲以聚皮間皮者肺之合也用以搐其胸中之水或吐或瀉而出則肺氣滲以不壅而皮間之水滲以下趋也何後人但宗仲景五苓散為例如河間之通苓散張子和之桂苓甘露飲非不滲導熱消暑之意求其引伸瓜蒂湯之意以治上焦濕熱而清肺金則絶無一方矣抑知無形之熱傷其肺金則用白虎加人參湯救之

有形之濕傷其肺金則用瓜蒂散救之各有所主也

張璐注按仲聖論暍三條首言動而得之之病謂中暍屬外因指太陽中熱暍是也一条者次言靜而得之之病雖曰中暍寔暑病也屬内因指後太陽中暍发熱惡寒一条者末言因熱傷冷之病乃中暍之變証屬不内外因指本条不得以三者混稱也

義按周氏前注俱出纉論故石頑所注未録

一物瓜蒂湯

瓜蒂二七個

右剉以水一升煮取五合去滓頓服

暑

卷六

沈䭲注太陽中暍者汗出惡寒身熱而渴也身覺疼重而無汗為有表証法宜大青龍湯主治但青龍大証脉不浮緊即見浮緩從無微弱者今見微弱非外感風寒証也乃曰中暍暴渴過傷生冷水行皮膚所以身重也

義按太陽中暍者身熱暑邪也何以疼重是必挾濕而無汗矣何以脉微弱是必因濕而陽氣遏抑矣推其致此之由以夏月傷于冷水或得之于渴飲或得之于澡浴水寒不泄行于皮中故致此也

沈氏附例太陽病發熱惡寒熱多寒少脉微弱者此無陽也不可更汗

宜桂枝二越婢一湯

沈堯封注不可更汗對大青龍言此即治水行皮中証也蓋在天為寒在地為水本是一氣寒在皮膚與水在皮膚均當解散但脈微弱為無陽証故用此方較大青龍為制之小也

問此與上節惟脉微弱三字相同並不明言中暍何必勉強湊合曰若非中暍亦不用石羔矣況此論經叔和顛亂安知原本不如此相接耶又何須重疑中暍二字方作一例看也

太陽中暍者、發熱惡寒、身重而疼痛、其脈弦細芤遲、小便已、灑灑然毛聳、手足逆冷小有勞身即熱口開前板齒燥若發汗則惡寒

暑

甚加温鍼則發熱甚數下之則淋甚

成無已注病有在表者有在裡者有表裡俱病者此則表裡俱病者也發熱惡寒身重疼痛者表中暍也脉弦細芤遲者中暑脉虛也小便已灑灑然毛聳手足逆冷者大陽經氣不足也小有勞身即熱謂勞動其陽而暍即發也口開前板齒燥重有熱也内經曰因於暑汗煩　則喘喝口開謂喘喝也以喘喝不止故前板齒乾燥若發汗以去表邪則外虛陽氣故惡寒甚若以温鍼助陽則火熱内攻故發熱甚若下之以除裡熱則内虛而膀胱燥故淋甚

徐鉄注此條無治法東垣以清暑益氣湯主之所謂發千古之祕也

王叅注中暍中暑中熱名雖不同實一病也若冬傷于寒至夏而變其熱病者此則過時而發自内達表之病俗謂晚發是也又非暴中暑熱新病之可比或曰新中暑病脉虚晚發熱病脉盛此二句是辨証方法

張鉄注清邪中上濁邪中下風寒濕者地之氣係濁邪所以俱中足經惟暑乃天之氣係清邪所以中手少陰心經也其証多與傷寒相似但証與脉不同與耳傷寒雖惡寒發熱初病未至

暑

卷六

于煩渴中暍不然初病即渴且傷寒之脉浮盛中暑之脉虛弱或弦細芤遲者有之經曰脉盛身寒得之傷寒脉虛身熱得之之傷暑此之謂也

汪鉄注以証言之傷寒惡寒傷熱惡熱以脉言之傷寒脉盛傷暑脉虛且暑脉虛細與濕痙之脉有相似者而証則不同暑則自汗而渴濕則不渴痙則身不疼也

徐忠可注此即潔古所謂靜而得之為中暑為陰証也蓋暍即暑也太陽中暍者太陽脉為一身之外衛凡六氣之感無不由之故暑亦必由太陽入惟太陽故發熱惡寒夏月氣溢孫絡于時

濕土司令傷暑或更兼水故身重而疼痛暑熱必傷氣故弦細芤遲虛脉也然暑非中熱之謂暑熱内受陰寒外束即東垣所謂廣厦納涼之類故無汗不渴兼濕則重痛也但膀胱主一身之外大熱傷絡在外與膀胱相應故小便已則灑灑然毛聳者有之謂絡有邪小便已而氣收有如毛聳此膀胱與絡相合熱而渴熱必傷氣故治以白虎後人用蒼术白虎湯蓋謂季夏濕土用事也

張璐注發熱惡寒身重而疼太陽中暍表症也此因暑而傷風露之邪為手太陽標証太陽小腸屬火上應心胞二經皆能制

金爍肺肺受火刑所以發熱惡寒似乎足太陽証表証脈當浮
今不能浮而反弦細芤遲者明係元氣不足不能鼓動其脈於
外盖弦細者陽虛也芤遲者陰虛也陰陽俱虛故不勝勞小便
已灑然毛聳者太陽經火氣内伏也手足逆冷者太陰氣弱不
勝時火也口開前板齒燥者陽明中暍之本証亦津液内傷之
確徵所以發汗復虛其衛則惡寒甚温針復損其營則發熱甚
下之復傷其陰則淋甚以夏月陰氣在内故也靈樞所謂陰陽
俱不足補陽則陰竭補陰則陽亡惟宜甘藥補正以解其熱東
垣製清暑益氣湯深得其旨然仲聖俱言太陽而不言脾肺者

以熱邪熾甚則寒水必致受困耳

義按周氏禹載援引趙注謂此証屬陰陽俱不足一段與張氏石頑同斯知張氏注釋固亦本於趙氏也又謂宜調以甘藥若白虎湯中之石羔之甘寒粳米甘艸之輔正人參之益元為的對之藥雖知母之苦寒為陰足陽明及手太陰氣分之熱并可益腎以除煩躁與張氏所用清暑益氣又是另一樞局愚謂二方皆可叅用當視其証之輕重緩急酌量投之方無錯誤耳

又按發熱惡寒太陽証也身熱而疼痛則因乎濕矣弦細芤

遲皆陰陽不足之脉故小便已灑灑然毛聳太陽本象也手足逆冷關乎少陰矣小有勞身即熱脾虛而火易動口開前板齒燥胃熱而津益耗若此則發汗溫針數下皆在所禁若犯之則劫液亡津使陽邪愈熾醫之罪也

暑門脉証分條総録

暑脉二則

張鳳逵曰劉復真云暑脉虚而微弱按之無力又脉来隐伏弦細芤遲皆暑脉也脉虚身熱得之傷暑中暍脉虚而微者是也寒病傳經故脉日變温熱不傳經故脉不變寒病浮洪有力者易治芤細無力者難治無脉者不治若温熱則不然温有一二部無脉者暑熱有三四部無脉者被火所逼勒而藏伏耳非絶無也於病無妨攻之亦易醫人一切驚走不知照經用辛寒藥火散而脉起脉起而病愈徒騐何益乎要在辨之詳耳蓋温熱病發在一二經始

終止在此一二經更不傳遞別經者其二一經或洪數則別經弱且伏依經絡調之則洪者平伏者起乃愈徵也昔在萬歷丁未三月間予寓京師忽一日吏部同鄉劉蒲亭馳報曰病劇求救予就其寓吏部同僚環守之已備後事譫語撚衣不寐者已七八日御醫院吴思泉名醫也偕醫數人治之予診其脉止關脉洪大其餘皆伏乃書竹葉石羔湯諸公皆驚曰吴等已煎附子理中湯何冰炭如是予詰之吴曰陽証陰脉故用附子予曰兩關洪大此陽脉也其餘經為火所伏非陰脉也吴厲聲相爭予亦動色自任諸公從之一劑甫時即止譫語就寐片時予視其脉已洪者平而伏者

趣諸公相視曰此真張仲聖也又用辛涼藥調理全愈脉証有相合者易知有相左者難知脉明而後可以辨証証審而後可以施藥要在虛心細察不可偏執已見也慎之慎之

周禹載曰夏日暑濕交蒸人多中暑証與熱病相似首宜以脉辨之夫熱病之脉必盛中暑之脉必虛蓋寒傷營而不傷氣所以脉盛暑傷氣而不傷營所以脉虛然又有弦細芤遲之脉者何也人當暑月必多汗汗多則脉虛此其常也守真曰熱為陽中之至陽以熱傷氣則汗自出病雖為熱脉不能實而反虛弱也若汗出當風閉其汗孔則風與汗濕留泊肌腠脉故弦細或虛風不作鬱熱

表虛仍自汗出者脈必芤遲也統而言之曰虛分而言之曰弦細芤遲其不以浮大之脈混入虛脈之中稱為暑病之脈也明矣

寒暑各異

張鳳逵曰暑証變幻無常一發難測不可尋思彼暴中之激烈扁鵲不及攤指而投咀久伏之深毒長桑不能隔膚而見臟最為難察而難救已即尋常之感亦非若傷寒之有定証定期可據蓋冒暑蒸毒不論臟腑不拘表裡不以漸次從口鼻入者直中心包經絡先煩悶後身熱行坐近日薰爍皮膚肢體者即時潮熱煩渴入肝則眩暈頑麻入脾則昏睡不覺入肺則喘咳痿躄入腎則消渴

非專心主而別臟無傳入也中暑帰心神昏卒倒暑傷肉分周身煩躁或如針刺或有赤腫盖天氣浮于地表故人氣亦浮于肌表也冒暑入腸胃腹痛惡心嘔瀉伏暑即冒暑久而蔵伏三焦腸胃之間熱傷氣而不傷形旬日莫覺變出寒热不定霍亂吐瀉膨脹中滿瘧痢煩渴腹痛下血諸自入肝至此採醫學入門並主治法皆以清內火為主而解表兼之寒之中人乘其虛暑則虛寔並中而寔更劇盖氣血強盛之人內已有伏火加之外火炎炎相合故焦灼為甚經虛處寒棲之經寔處暑棲之寒淩其弱而暑親其類也又藜藿常被寒惟膏粱獨能禦若暑則不問膏粱藜藿而咸

能勝之侮之是以知暑氣之毒甚于寒乃古人專以寒爲殺厲之之氣而不及暑何也試觀傷寒至七八日方危暑病則危在二三日間甚至朝發暮殆暮發朝殆又有頃刻忽作拯救不及者如暑風乾霍亂之類然則暑氣之厲視寒尤甚可知矣且暑多岐中熱中暍中内中外甚者爲厥爲風爲顛癇即發爲泄瀉霍亂乾霍亂積久後發則瘧痢瘡瘍種種病名約有十餘科皆暑爲厲除暴中暴發久伏後發其餘受發亦有漸次爲蓋盛夏之時熱毒鬱蒸無論動得静得其初入人也不識不知外之流火與内之陽氣驟遇而争陽氣不服先昏瞶倦疲及火與氣合氣不能勝火力漸强散

為外熱焼灼不已氣耗而血枯故燥渴痞塞腹痛諸惡証作此其
變化或作或久人莫自覺至病深而後施治故難速愈

暑厥痰壅

夏月無故卒倒昏不知人面垢冷汗自出手足微冷搐搦或吐瀉
或喘昌此君相二火內外相搧薰之素有痰鬱因火鼓動窒礙心
竅故也宜先以熱土熨臍中或研蒜水灌鼻中皆取其通竅也
中寒卒然倒仆如中風者乃盛寒之氣卒犯少陰而厥逆無脉此
陽氣大虛不勝陰寒厲氣也必口鼻氣冷而無痰聲雖盛暑中亦
有之以其人真陽素虛之故不可拘于時月也中暑卒然暈倒如

中風者乃酷暑之氣鼓運其痰壅塞心胞此腎水素虧不勝時火燔灼也必喘乏而無痰聲若中風卒倒則必手足搐引痰聲壅塞於喉中甚則聲如曳鋸為中風之真候以此辨之萬無差誤也

暑中二陽

中暍雖云太陽然亦頗多陽明汗大出微惡寒發熱為太陽面赤大汗煩渴喘急為陽明重者脉或洪大昏聵不省人事有似熱病但忽輕忽重為異耳太陽五苓去桂加香薷陽明消暑丸

常暑 三則

平人偶然中暑身熱背惡寒汗出口渴煩躁悶亂痰逆惡心或吐

瀉轉筋小便閉塞指頭微寒並宜五苓去桂合益元散脾胃素虛之人上焦不足暑濕鬱蒸肢體困倦頭重心煩飽悶喘促如在烟霧早晚則寒日高則熱此氣血俱虛也宜清暑益氣或清燥湯選用

暑大汗出過多風犯汗孔身體重痛肢節麻瞀或渴或不渴或小便黃濇此風鬱汗濕與暑相搏宜益元散加葱頭淡豆豉

動暑　五則

遠行勞後大熱而渴陽氣內伏熱舍于腎為水不勝火發熱煩渴氣息喘促日晡病減此脾胃大虛也宜補中益氣去升麻加麥冬

五味茯澤連柏之類補益中焦清解漸愈斷不可誤用白帚
農夫田野及慣力役之人過受燔灼頭角額痛發熱大渴引飲脉
洪汗大泄者急作地漿水煎蒼术白虎湯
或年高及虛寒之人不宜寒涼者竹葉石羔湯稍加熟附溫而行
之
或平昔陰虛多火不可用溫者白虎加人參竹葉湯
酷暑之時道途卒倒湯藥不便恐氣脱難治急扶陰涼處不可卧
濕冷地掬地上熱土放臍上四圍令人尿於其中取生姜或蒜擣
汁和童便或熱湯送下外用布蘸立醒後徐用藥

靜暑五則

避暑廣厦起居不時汗出煩躁面垢背微惡寒或手足微厥甚則灑然毛聳腠理開則灑灑然寒閉則蒸蒸然悶乃心包之火不勝時火故反微惡寒也或坐卧陰凉表虚不任風寒自認外感醫誤發表禍如反掌宜清暑益氣湯

水榭風廊大樹濃陰之下過受凉快為寒所襲頭疼惡寒發熱肢體拘急是亦感寒之類脉必弦緊宜消暑十全散

脾氣虚弱汗多惡寒者十味香薷飲

過傷飲食泄瀉嘔吐霍亂者六和湯或藿香正氣散

暑

中暑亦有無汗脉弦細此雖中暑必過襲陰涼身中陽氣被其所遏所以煩心肌膚火熱無汗非暑邪也宜清暑十全散不可全用表葯暑月腠理易開香薷熱服便能汗出也倘人迎弦緊而氣口反大咳嗽目疼鼻流清涕額與眉稜骨痛選奇湯最效

伏暑二則

人受暑熱之毒棲伏三焦腸胃之間久而後發者為伏暑如霍亂吐瀉發于秋間以及瘧痢等証又如昔人云三伏之時以書曝烈日中隨即收藏于笥火氣未散及冬啓笥觸之即病明者細詢其由以香薷飲服之即愈

伏暑霍亂腹痛泄瀉正氣散身熱足冷勢危者五苓散下來復丹

暑風　二則

病人忽然手足搐攣者暑風也香薷飲加羌防嘔吐加藿香陳皮小便不利加澤苓滑石有痰加姜半渴者去半夏加括蔞根瀉利不止加白朮轉筋加木瓜腹滿身重難以轉側口不仁而面垢譫語遺尿者此熱兼暍也白虎湯

更有病勢重者手足搐攣厲聲呻吟角弓反張如中惡狀亦有先病熱服表散後漸成風者譫語狂呼浪走氣力百倍此暑風也以寒涼攻劫之與陰風不同宜解散化痰不宜汗下日久而脾胃弱

者兼温補

暑瘍一則

凡癰疽毒瘡發熱有時晡甚旦止若夏月間有頭面外項赤腫或咽喉痛腫或腿足焮腫長至數寸不能步履人皆疑為毒瘡但頭痛內燥晝夜發熱不止自與瘡毒不同服敗毒服石羔黃連等葯熱証一解去腫自消全無膿血此名暑瘍與外科毫厘千里者也

暑瘵一則

盛暑之月火能爍金不禁辛酒脾火暴盛勞熱蹂擾火動心脾令人咳嗽氣喘驟然吐血頭目不清胸膈煩渴不寧即童稚老夫間

有此病時（昧）者以為勞瘵不知火載血上非真陰虧損而為虛勞者以也宜四物去芎芍黃連加毒去黃柏二陳以貝母易半夏加桔梗以抑之薄荷以散之麥冬五味以斂之自愈或可

暑瘡一則

暑熱之時有遍身發泡如碗如杯如桃如李晶瑩脆薄中含臭水此濕熱之水泛於皮膚也黃連香薷及解毒湯重者內宜便祕口渴臭穢涼膈散承氣湯選用外以鮮荷花瓣貼瘡上周時平復

暑瘵（瘵）

膏粱富貴之人暑月陽事痿頓醫以温熱進之誤也濕熱交蒸金石滲潤艸木流膏精神虧乏之體時令應之金風一鼓萬類肅然宜黃連解毒合生脉散

夾水傷暑一則

汗出浴起當風或冷水浸澡或坐卧濕地而病非傷暑也人自致之病宜温散之

內傷夾暑三則

暑熱之事恣情房欲兼膏粱與瓜果雜進致周身陽氣不淂伸越脉沉細或弦緊面垢如塵無汗惡寒四肢厥逆拘急或霍亂嘔吐

者冷香飲子
吐利兼作脉微欲絶或虚浮欲散此為緊病非漿水散不救
若冒暑伏熱引飲過多又恣啖生冷致脾胃受寒腹痛嘔瀉水穀
不分脉沉緊者宜大順散

絞腸痧一則

夏月不頭痛發熱但覺小腹疼痛或心腹俱痛痞脹不能屈伸醫
疑生冷過多執為陰症不知皆暑火流注臟腑故先小腹痛徧及
心腹宜六和湯清解之或四苓加香薷木瓜紫蘇半夏之類和散
之或正氣散或二陳加厚朴炒梔或炒鹽和滚水探吐痰涎大抵

俞嘉言曰冒暑之霍亂以消暑為主避暑之霍亂以和中溫中為主治是証者不可不辨

此証以吐法為上若用熱葯去生遠矣

霍亂一則

暑氣入腹惡心腹痛上吐下瀉〻如水注此暑火暴發升降不利清濁不分所瀉者皆五臟之精液宜速止之用五苓散或胃苓湯利小便清暑火甚者桂苓甘露此証有夾食積者醫用下之誤矣不知津液暴涸元氣頓傷當立止之為上　周禹載曰止者非通因塞用之謂也分陰陽去暑氣則吐利自止

乾霍亂一則

更有吐瀉無物亦有上下關閉竟不吐瀉者為乾霍亂惟心腹絞

三因方用燒鹽熱童便三飲而三吐之鹽涌于上溺泄于下則中通矣

痛令人立斃急以炒鹽湯或二陳湯探吐之通則可救即定後周時勿得進粒米湯食後發慎之慎之集論曰中暑一證不過清心利小便解暑毒補真氣而已即脉来虚弱重者伏匿喘促逆冷卒然昏暈不可用温此熱傷陰氣用温則助陽耗陰也且冬月脉浮緊緩分中風傷寒夏月弦緊傷風弦緩中暑表踈自汗則脉緩表緻無汗則脉緊耳世俗不明曰夏月陰氣在內大順為必用之藥夫陰非寒也陽外而陰內耳丹溪云伏陰在內陰字有虛之義作陰冷則誤矣火令之時爍石流金何陰冷之有孫真人用生脉散氣虛可知也古人用大順非謂伏陰本治冰果所傷冷香飲子

治陽氣大虛多慾厥逆漿水散治汗多亡陽脉微欲絶與散者其餘不過清暑益氣消暑十全十味香薷之類是矣

薛氏曰若中暍者乃陰寒之証法當補陽為主先哲多用姜桂附子或云暍字當作暑字看然何不竟用暑字而溢後人之惑耶周禹載曰薛氏本東垣大順散而有此說其乖謬不可勝言草菅人命難逃作俑之罪

服藥總法

傷寒傷暑温涼諸証皆邪氣欺正氣也用藥如對敵藥入則邪漸退藥力盡而邪復熾必一服周時即詳勢胗脉藥對則日夜連進

三五服以邪退病安為主此法惟張長沙傷寒論孫思邈千金方中載之孫云夏月日五夜三服冬月日三夜五服必期退而後止如禦敵然愈驅逐愈加精銳蕩平而後班師此萬全之勝算也自宋以後不傳故取效寡而活人之功踈愚用此法屢獲神效

李東垣暑傷胃氣論

刺志論曰氣虚身熱得之傷暑熱傷氣故也痿論云有所遠行勞倦逢大熱而渴則陽氣内伐熱舍于腎〻者水藏也今水不能勝火則骨枯而　髓虚足不任身發為骨痿故下經曰骨痿者生于大熱也此濕熱成痿令人骨乏無力故治痿獨取陽明時當長夏濕熱大勝蒸〻而熾人感之多四肢困倦精神短少懶于動作胸氣短促肢節沉痛或氣高而喘身熱而煩心下膨痞小便黄而少大便溏而頻或痢出黄糜或如泔色或渴或不渴不思飲食自汗體重或汗少者血先病而氣不病其脉中得洪緩若濕氣相搏必

加以遲病雖互換少差其天暑濕令則一也宜以清燥之劑治之内經云陽氣者衛外而為固也炅則氣泄今暑邪干衛故身熱自汗以黄芪人參甘温補中益氣為君甘草橘皮歸身甘辛微温養胃氣和血脉為臣蒼术白术澤瀉滲利除濕升麻葛根苦甘平善解肌熱又以風勝濕也濕勝則濕不消而作痞滿故炒麯甘辛青皮辛温消食快氣腎惡燥急食辛以潤之以黄柏苦辛寒佐甘味瀉熱補水虚者滋其化源以五味麥冬酸甘微寒救天暑之傷庚金為佐也名曰清暑益氣湯

復立清暑益氣變證加減法

如心火乘脾乃血受火邪而不升發陽氣伏于地中地者人之脾也必用當歸和血少用黃柏以益真陰如脾胃不足之証須少用升麻乃足陽明太陽引經之藥也使行陽道自脾胃左遷以陽行春令生萬物之根蒂也更少加柴胡使諸經右遷生發陰陽之氣以滋春之和氣也如脾虛因心　火亢甚而乘其土也其次肺氣受邪為熱所傷必用黃芪最多甘草次之人參又次之三者皆甘温之陽藥也脾始虛肺氣先絶故用黃芪之甘温以益毛皮之氣而閉腠理不令自汗而損元氣也上喘氣短懶言語須用人參以補之心火乘脾須用炙甘艸以瀉火熱而補脾胃中元氣甘草最

少恐滋滿也若脾胃之急痛并脾胃大虛腹中急縮腹皮急縮者
却宜多用經曰急者緩之若從權必加升麻以引之恐左遷之邪
堅盛卒不肯退反致項上及臂尻內淾而反行陰道故引之以行
陽道使清氣出地右遷而上行以和陰陽之氣也若中滿者去甘
艸咳甚者去人参口乾咽乾者加乾葛如脾胃既虛不能升浮為
陰火傷其生發之氣榮血大虧榮氣伏於地中陰火熾甚日漸煎
熬血氣虧少且心與心包主血血減則心無所養致使心亂而煩
病名曰悗悗者心惑而煩悶不寧也由是清氣不升濁氣不降清
濁相干亂于胸中使周身血氣逆行而亂經云從下上者引而去

之故當加辛温甘温之劑生陽〻生而陰長或曰甘温何能生血又非血藥也曰仲聖之法血虛以人参補之陽旺則能生陰血也更加當歸和血又宜稍加黄柏以救腎水盖甘寒瀉實火火減則心氣得平而安也如煩亂猶不能止少加黄連以去之盖將補腎水使腎水旺而心火盛降扶持地中陽氣也如氣浮心亂則以硃砂安神丸鎮固之得煩減勿再服以防瀉陽氣之反陷也如心中痞亦少加黄連氣亂于胸為清濁相干故以陳皮理之能助陽氣之升而散滯氣又助諸甘辛為用故長夏濕土客邪火旺可從權加蒼术白术澤瀉上下分消其濕熱之氣濕氣大盛主食不消化

故食減不知穀味加炒麯以消之更加麥味人參瀉火益肺氣助秋損也此三伏中長夏正旺之時藥也

周禹載曰東垣意見精密立方中和清暑益氣湯近世多宗之然氣血虛弱之人用之宜矣如遇強壯者不能取效且助濕火不可不斟酌也

朱丹溪辨動靜二暑

苦暑之時無病之人或避暑熱納涼于深堂大厦涼亭水閣大扇風車得之者是靜而得之陰証也其病必頭痛惡寒身形拘急肢節疼痛而心煩肌膚大熱無汗此為陰寒所遏使周身陽氣不得

仲越宜用辛温之劑以解表散寒用厚朴紫蘇乾葛藿香羌活蒼术之類若外既受寒内復傷冰水生冷瓜果之類前藥再加乾姜縮砂神麯之類此皆非治暑也治因暑而致之病也

周禹載曰静得動得分中暑傷暑此論出張潔古後皆因之夫盛暑之時炎炎若灸無之非是故古人聞避暑而未聞避寒深堂廣廈正以避暑安得入而中之且房室陰涼正可護衛陽氣又安得而遇傷之乎即膏粱深處必不能無冒暑應接其傷暑者亦於動中得之耳老子曰人能常清静天地悉皆歸一静即可祛暑何從而中也至於冰水瓜果等寒物多食自傷脾胃亦

生雜証謂瀉痢諸証內有此等物積聚則可謂專以此致暑病則不可若執口得寒物身犯寒氣同冬時寒病治之則謬以千里矣

方古菴論附

論曰寒則傷形熱則傷氣何以言之人與天地同一槖籥夏月天之氣浮於地表則人之氣亦浮於肌表況被盛暑所傷膚腠踈豁氣液為汗發泄于外是表裡之氣俱虛矣不善攝生者暑熱傷于外生冷傷於內若之何而能運化也是以水穀停積而為濕熱發為嘔吐為泄瀉甚則吐瀉俱作而揮霍悶亂也若不即病濕熱怫鬱于內他日為瘧為痢也所由矣今大順散非治暑熱之藥乃治

暑月飲涼過多為病之劑歟

王安道中暑中熱辨

潔古云靜而得之為中暑動而得之為中熱中暑者陰証中熱者陽証東垣云辨暑熱于深堂大厦得之者名曰中暑其証必頭痛惡寒身形拘急肢節疼痛而煩心肌膚火熱而無汗為房室之陰寒所遏過使周身陽氣不得伸越大順散主之若行人或農夫於日中勞役而得之者名曰中熱其証必若頭痛發躁熱惡熱捫之肌膚大熱必大渴引飲汗大泄無氣以動乃為天熱外傷肺氣蒼朮白虎湯主之竊謂暑熱者夏之令也大行於天地之間人或勞

動或飢餓元氣虧乏不足以禦天令亢極於是受傷而為病名曰中暑亦名曰中熱其實一也今乃以動靜所得分之何哉夫中暑熱者固在多勞役之人勞役則虛虛則邪入邪入則病不虛則天令雖亢亦無由以傷之彼避暑于涼堂大廈得頭疼惡寒等証者蓋亦感冒微風或靜夜着涼耳不可以中暑名之其所以煩心與肌膚火熱者非暑邪也身中陽氣受外邪所遏而作也既非暑邪豈可以中暑名乎苟欲治之則辛溫輕揚之劑發散可也夫大順散一方甘草最多乾姜杏仁肉桂次之除肉桂外其三物皆炒者原其初意本為冒暑伏熱引飲過多脾胃受濕嘔吐水穀不分臟

腑不調所立故甘草乾姜皆經火炒熟又肉桂而非桂枝蓋温中藥也内有杏仁不過取其能下氣耳若以此藥治靜而得之之証吾恐不能解表反增内煩矣今世俗往往不明類曰夏月陰氣在内大順散為必用之藥吁其誤也不亦甚歟夫陰氣非寒氣也蓋夏月陽氣發泄于外而陰氣則在内耳陰果為寒何以夏日則飲水乎然則蒼术白虎湯豈可視為通行之藥必參之治暑諸方隨所見之証而用之然後合理若夫所謂靜而得之之証雖當暑月却非暑病宜分出之勿使後人有似同而異之惑

張石頑暍暑用藥準則

暑

或問暍暑用白虎湯清暑香薷等法何以為辨石頑曰中暍用白虎湯熱傷形之治也用人參白虎湯兼傷無形之氣也中暑用生脉散暑傷無形之氣也用清暑益氣暑傷于氣兼挾風熱乘虛而傷其經也傷暑用十味香薷風熱濕雜合而傷形氣也偏于表則變香薷飲為消暑十全偏于裏則變香薷飲為六和湯此夏月鼎峙三法也其用消暑丸者上盛之濕泛濫而為痞滿也用益元散者下盛之熱阻滯而為溺濇也用大順散者冰果內傷于脾也用冷香飲者冷食內傷于胃也用來復丹者陰氣固結于下也用五苓散者陽氣逼絶于內也近醫治夏月諸病不論虛實寒熱槩用香

薷飲既開汗孔復利水道且尅中氣況于方中必除去人參增入枳殼檳榔葷重耗其氣而痞滿發熱煩躁愈劇此際補之不可瀉之不可惟梔子豉湯隨証加入甘草生姜等味以和之夜甚者導赤散加丹皮白芍以調之次以生料六味調之虛甚躁渴者合生脉以滋金水之源此前賢未之及也當知治暑暍諸証汗液大泄中氣先傷雖有䐜滿潮熱最忌攻下以無形之熱不能隨藥下散也即有頭額重痛最忌發汗凡表藥皆能升舉痰食濁氣支撑䐜上也而肥人濕熱素盛加以暑氣相搏則為濕溫証必自汗足冷漉漉如從水中出脉雖沉細而小便必赤澁不可誤認陰寒而與

温藥亦不可因其頭重身痛而與發汗誤汗身青面色變者大劑竹葉石羔湯可救之亦有因其痞滿喘脹誤與下藥者大劑桂苓丸可療之惟誤用附子者雖有合劑不能起矣至於觸熱勞形卒然倒仆方書用道途中熱土置當臍更使聚溺其腹并擣生蒜汁注鼻孔其立法最精惜乎未經闡發世都不解殊不知此雖酷烈為患良由其人真元素虧加以時火亢極鼓激命門之虛陽欻然離根非藉途中熱土行人熱溺不能護衛其陽使之歸源用蒜汁注鼻者取蒜以開竅温散其鬱閉之熱所謂熱因熱用温能除大熱也若與冷水灌之噀之漬之則氣隨焰息而暴絶不返矣間有

元氣不大虛人真火原未離根不脉元膜而倒者用水灌漬亦得漸甦因是愚人一見熱倒便以水灌既灌不蘇雖有扁鵲不能為矣

經云脉虛身熱得之傷暑此暑傷元氣也仲聖以弦細芤遲為傷暑以暑傷氣而不傷形所以氣消而脉虛弱也大抵脉來虛大無力或小弱皆本氣虛而為暑所中不足之証也若得洪盛數疾之脉皆熱氣熇灼而為時氣所傷氣〔為〕有餘之邪至若內傷寒冷及中寒脉沉緊之類雖當暑月却與暑証無預

古今名醫類案十四則

暑

霍亂吐瀉地漿解暑治驗

羅謙甫治蒙古百戶因食酒肉飲潼乳得霍亂吐瀉從朝至午精神昏倦已困急来告羅視之脉皆浮數按之無力所傷之物已出矣即以新汲水半碗調桂苓白术散徐〻服之稍得安静又于墻陰掘地約二尺許貯以新水在内攪動待一時澄定用清水一盃再調服之漸〻氣調吐瀉遂止至夜安卧翌日微煩渴遂煎錢氏白术散時〻服良愈或曰用地漿者何也坤属地〻属陰土平曰静順感至陰之氣又於墻陰貯新汲水以收重陰之氣也陰中之陰能瀉陽中之陽霍亂因暑熱内傷所得故用地漿之意也

霍亂非風辛寒瀉熱治驗

提舉公年近八旬六月中中暑毒霍亂吐利昏冒終日不省人事時夜方半請余治之診其脉洪大而有力一息七八至頭熱如火足冷如冰半身不遂牙關緊急予思内經五亂篇中云清氣在陰濁氣在陽營氣順脉衛氣逆行亂于胸中是謂大悗門声亂于腸胃則為霍亂霍亂之名本此蓋因年高氣弱不任暑氣陽不維陰則瀉陰不維陽則吐陰陽不相維則既吐且瀉矣前賢見寒多以理中丸熱多以五苓散為定法今暑氣極盛陽明得時况因動而得之中暍明矣非甘辛大寒之劑則不能瀉其暑熱墜浮越之火而安

神明也遂以甘露散　甘辛大寒瀉熱補氣加白茯苓以分陰陽約重一兩冰水調灌漸〻省事而諸証悉去後慎語言節飲食三日以參术調中湯增減服之理正氣逾十日方平復

先暑後濕白虎參术治驗

一倉官季夏時病胸項多汗兩足逆譫語醫者不曉雜治經旬羅診之關前濡關後急當作濕溫治蓋先受暑後受濕暑濕相摶是名濕溫先以白虎加人參湯次以白虎加蒼术湯項病漸退足漸溫汗漸止三日愈此名賊邪誤用藥有死之理心病中暑為正邪中濕得之從所不勝者為賊邪今心受暑而濕邪勝之水剋火從

所不勝是也五邪中之最逆也經曰濕溫之脈陽濡而弱陰小而急濡弱見于陽部濕氣搏暑也小急見于陰部暑氣蒸濕也暑濕相摶名曰濕溫予亦素有停飲每至暑月兩足漐漐未嘗乾服此藥二三服即愈

誤認亡陽參連白虎治驗

滑伯仁治一人自汗如雨面赤身熱口燥心煩盛暑中且帷幕周密自以至虛亡陽服朮附數劑脈虛而洪數舌上胎黃伯仁曰前藥誤矣輕病重治醫者死之素問云必先歲氣毋伐天和朮附豈可輕用以犯時令又云脈虛身熱得之傷暑暑家本多汗加之剛

劑脉洪數而汗甚乃令撤幔開牕少頃漸覺清爽以黄連人參白朮三進而汗止大半諸証亦減兼以既濟湯渴用冰水調天水散七日而愈

汗慄因勞辰砂參竹治驗

丹溪治一人夏發大熱大汗惡寒戰慄不自禁持且煩渴此暑病也脉虚微細弱而數其人好賭致勞而虚以人參竹葉作湯調辰砂四苓散八貼而安

痢久欬逆參朮煉蜜治驗

丹溪治一人年五十質弱多怒暑月應怒後患病口渴自利蜜水

此行上應有脫文

緩數日後脉稍大不數令以参术湯調益元散飲之痢減數日後倦甚發欬逆知其久下陰虛令守前藥痢尚未止以煉蜜與之衆欲用姜附朱謂陰虛服之必死待前藥力到自愈又四日欬逆止痢除

夏暑久發黄連香薷治驗

吳茭山治一婦冬月偶感患洒洒惡寒翕翕發熱惡食乾嘔大便欲去不去諸醫皆以虛弱痰飲治之以二陳補心等藥投之不效延及半月吳診其脉虛而無力類乎傷暑衆不然之究問病因婦曰因天寒換着棉衣取棉套一牀蓋之須臾煩渴寒熱嘔吐綿延

至令耳吳曰誠哉傷暑也蓋棉套晒之盛暑夾熱收入筒中必有暑氣尚未開泄體虛觸之即入病因如是其婦曰然遂製黃連香薷飲連進二服而愈

瘛瘲非風清暑益氣治驗

陳斗岩治倫司成舟中昏暈不知人自汗瘛瘲醫以為中風陳曰人迎脈過盛病因飲後便涼痰火妄動非中風也以清暑益氣湯劑而愈

嘔噦不食白虎重用人參治驗

汪希說治一壯男子形色蒼黑暑月客游舟回患嘔逆顛倒不得

眠粒米不入六日矣脉沉細虛豁諸醫雜投藿香柴芩等藥不效汪曰此中暑也進人参白虎湯人参五錢服下嘔噦即止鼾睡五鼓方醒索粥連二三服乃減参稍輕調理數劑而愈

吐瀉斷穀人参白虎治驗

汪石山治一人年三十餘形瘦弱忽病上吐下瀉水漿不入口者七日自分必死矣汪診脉八至之數曰當夏而得是脉暑邪深入也吐瀉不納水穀邪氣自甚也宜以暑治遂以人参白虎湯進半杯良久復進一盃覺稍安減去石羔知母以人参漸次加至四五錢黄柏陳皮麥冬等隨所減病而施一月後平復

熱渴寒變附子理中治驗

汪石山治一人年三十餘忽病渴熱昏悶面赤倦怠汪診之脉皆浮緩而弱兩尺尤甚曰此得之色欲藥宜温熱其人曰先生之言誠然也但病熱如此復加熱藥惑矣汪曰寒極生熱此証是也腎虚寒者本病也熱甚者虚象也譬如雷火雨驟而火愈熾日出火斯滅矣遂以附子理中湯煎熱冷服三貼熱渴減半再服清暑益氣湯十貼而安

瘡散病瘧清暑益氣加重補藥治驗

汪石山治一人形色脆白年五十餘憂勞六月背瘡艾灸百餘壯

瘖散病瘧身熱自汗口渴頭暈嘔吐泄瀉不進飲食寒少熱多自用清暑益氣湯病甚汪診左脉浮微似有似無右脉浮小按之不足曰瘧雖諦當作虛治清暑益氣固與病宜但邪重劑輕病不去耳令以參术加作五錢芪三錢茯苓一錢陳皮七分甘草五分煎服病愈

瘧作喜熱補中白虎治驗

石山翁年逾六十形質近弱八九月酷熱往來休歇內外不寧晝夜不靜至十月初旬瘧作三日午後一發寒熱不甚喜熱惡寒寒去熱來則覺爽快口微乾渴臨發昏倦嗜卧左脉沉小而數右脉

浮濡無力六近于數獨脾部弦而且洪瘧去則大小浮沉相等微覺緩弱而已初服補中益氣十餘貼病無加減夜苦盗汗繼服當歸六黃湯黃芪每貼六錢五貼汗止瘧如舊再服白虎湯人參四錢石羔三錢知母一錢甘草六分米一撮煎服十餘貼而愈

絞痛脉伏鹽湯探吐治驗

一人病霍亂欲吐不吐欲瀉不瀉心腹絞痛脉之沉伏如無此乾霍亂也急令鹽湯探吐宿食痰涎碗許遂瀉與六和湯而愈

暑傷心包陽氣鬱伏治驗

石頑治禮部員外申莊旆觸熱過梁溪歸而眩暈麻瞀發熱便閉

服黃連香薷不應用涼膈散便通或時昏眩不省或時四肢清冷而晡時為甚邀石頑診之脉得弦細而芤此傷暑也暑傷心包陽氣伏鬱所以有似陰寒也與生脉合保元清理肺胃則包絡自寧矣

附録周氏禁補暑暍證治諸方

五苓去桂加香薷湯　五苓見前

縮脾飲消暑煩渴　砂仁烏梅草果炙草乾葛白扁豆煎服

海藏消暑丸　治伏暑引飲脾胃不和發熱頭痛

半夏一斤半醋煑乾　生草　茯苓去皮各半斤

為末姜汁煑糊為丸梧子大每服二錢熱湯下　加黃連名黃連消暑丸

香薷飲　治伏暑引飲口燥咽乾或吐或瀉皆治之

厚朴姜汁製　白扁豆微炒各半斤　香薷去土一斤

每服三錢水一鍾入酒少許煎七分沉冷不拘時服熱則作瀉香薷須陳者佳　加黃連名四味香薷飲再加茯苓名五物加瓜名六味

暑

卷六

子和桂苓甘露飲即本方去猪苓加人参乾葛甘草各一两藿木香各一錢肉桂只用一錢猪苓不用

河間 桂苓甘露飲 治伏暑引飲過度肚腹膨脹霍亂

白茯苓 白朮土炒 猪苓去皮 滑石研各二两

寒水石研 甘草炙 澤瀉各一两 肉桂三錢

為末每服二錢熱湯冷水任下入蜜少許更妙 一方加人参香薷甘草

益元散 見前 河間六一散加辰砂

中滿去甘草咳甚去人参心氣煩熱加黄連

東垣 清暑益氣湯 治長夏濕熱熏蒸煩熱喘滿小便赤

黄芪一錢酒炒 升麻醋洗 白朮姜製 人参 陳皮

蒼朮泔浸去皮用麻油拌炒 神麯炒各五分 炙甘草 歸身

東垣人参黄芪湯
黄芪人参白术炙艸
蒼术黄柏麦冬五味
升麻歸身陳皮神麯
〇大不利皆非血閉乃
熱生風也外用羌活防
風各一錢煎空心服大
便即暢行矣

麦冬去心　黄柏鹽酒各三分炒　五味子九粒　葛根酒煨　澤瀉
青皮各二分　水煎徐徐服　汪石山除蒼术澤瀉五味加生地黄芩石羔

東垣清燥湯

黄芪錢半　五味九粒　黄連　神麯　猪苓
柴胡　甘草各二分　蒼术　白术　麦冬
陳皮　生地　澤瀉各五分　人参　歸身
升麻　白茯苓各三分　黄柏酒拌二分　水煎温服

蒼术白虎湯

竹葉石羔湯俱見前

暑　卷六

白虎加人參竹葉湯

消暑十全散　治夾暑感冒發熱頭痛

香薷二錢　扁豆炒杵　厚朴姜製　陳皮一作半夏

木瓜　白术姜汁炒　炙艸　茯苓

藿葉　蘇葉各一錢　水煎熱服無時取微汗

十味香薷飲　治傷暑體倦神昏頭重吐利

香薷二錢　人參　黃芪酒炒　白术

茯苓　炙艸　扁豆　陳皮醋炒

厚朴姜製　木瓜各一錢　水煎欲令作汗熱服欲利小

便冷服　伏暑去黄芪人参加黄連藿香澤瀉

六和湯　治心脾不調氣不升降霍亂轉筋嘔吐泄瀉寒熱交作痰喘咳嗽胸膈痞滿頭目昏痛肢體浮腫嗜卧倦怠小便赤濇冒暑伏熱煩悶或作痢疾中酒煩渴畏食

縮砂仁炒研　半夏　杏仁去皮尖　人参

炙艸各一两　赤苓去皮　藿葉　白扁豆姜汁炒

木瓜各二两　香薷　厚朴姜製各四两

右㕮咀每服一两水二鍾生姜三片枣一枚煎一鍾温服

藿香正氣散　治人感四時不正之氣頭痛憎寒作熱上喘咳

暑　卷六

嗽反胃嘔吐惡心泄瀉霍亂藏府虛鳴山嵐瘴氣

大腹皮黑豆水搥洗七次　白芷　白茯苓去皮各一兩

厚朴姜製　桔梗　紫蘇　炙草各一兩

白朮土炒一兩　藿香　橘紅各三兩　製半夏二兩

右㕮咀每服一兩姜三片紅枣一枚煎服

選奇湯　治風火相煽眉棱骨疼

羌活錢半　防風一錢　甘草錢半夏生冬炙　黄芩酒炒一錢熱甚倍用

水煎食後稍熱服

冷香飲子　治中暑夾陰腹痛泄瀉

生附子　草果　橘紅　炙甘各一錢

生姜五片　水煎冷服

漿水散　治暑中太陰少陰泄瀉身冷脉弱汗出

附子　炮姜　炙甘　肉桂各五錢

良姜　半夏各二錢半

右用漿水煎去滓冷服　漿水即點乳酪淡醋也

虛熱喘之加人參　汗多加黃芪五味子

大順散　治暑熱引飲過多霍亂嘔吐

甘草　乾姜各五錢　杏仁去皮尖　官桂各三錢

暑　卷六

先将甘艸用白砂炒次入姜却下杏仁炒過篩去砂合桂為末每服三錢沸湯調下

黃連香薷散　治伏暑大熱水瀉脈數

香薷二錢　厚朴姜製一錢　黃連五分酒蒸

水煎冷服

加減瀉黃散　治退脾土復腎水降心火

黃連　茵陳各五分　黃柏　黃芩各四分

茯苓　山梔各三分　澤瀉二分

右㕮咀都作一服水一大盞煎至六分去滓稍熱服食前一

服減半待五日再服良愈

二香散　治暑濕相搏霍亂轉筋煩渴悶亂

藿香一兩　半夏　陳皮　桔梗

白朮土炒　白茯苓　紫蘇　厚朴薑汁炒

黃連二兩　香薷一斤　白扁豆炒八兩　白芷一兩

甘艸二兩半　大腹皮黑豆水洗七次　槌　即藿香正氣散加黃連香薷扁豆

右㕮咀每服一兩生姜三片葱白二根煎食後溫服

枇杷葉散　治中暑伏熱煩渴引飲嘔噦惡心頭目昏眩

枇杷葉去毛炙二兩　香薷七錢半　茅根　麥冬

暑

炙草　木瓜各一兩　丁香

厚朴姜汁炒各五錢

右為末每服二錢姜三片煎服如止渴烋去丁香加知母冷

水調下止可服五分一錢井花水調

百合湯　病已愈而觸犯者用之宜效

柴胡一錢　人参五分　黄芩一錢　知母八分去毛

甘草五分　百合二錢　橘紅一錢　生地七分

右㕮咀姜三片煎服　追法醋炙鱉甲煎之温服

渴加花粉　胸中煩熱加山梔　有微頭疼加羌活川芎

嘔吐入姜汁炒半夏　胸中飽悶加枳殼桔梗　食後加枳實黃連　大便寔加大黃　胸中微煩加竹茹竹葉　瘥後乾嘔錯語失神呻吟睡不安者加黃連犀角　喉喘加杏仁心中驚惕為血少加當歸茯神遠志　虛汗加黃芪　脾倦加白朮　腹中雷鳴加煨姜　勞復時熱不除加葶藶烏梅生姜汁

加味胃苓丸　加人參白芍黃連

蒼朮五兩　白朮四兩　陳皮三兩　人參一兩

肉桂　茯苓　猪苓　澤瀉去毛

百一選方大黃龍丸硫黃硝石各一兩白礬雄黃滑石各五錢白麪四兩五味研末入麪和勻滴水丸梧子大每服三十丸新汲水下治中暑身熱頭疼狀如脾寒或煩渴嘔吐昏悶不食喻嘉言曰中暍死者灌之立甦若其

厚朴　炙艸　白芍炒　黃連姜汁炒各二兩

為末煉蜜丸清米湯下每服五六十丸

黃龍丸　治伏暑發熱煩渴嘔吐惡心

黃連二斤

以好醋五斤煑乾為末麪糊丸梧子大熱湯下每服三十丸

玉露散　治暑渴

寒水石　滑石去黃垢土　石羔煅　括蔞根各二兩

甘艸一兩

為細末每服五錢新汲水調下

人陰血素虧暑邪深入血分進以此丸立至危殆

却暑丸　治冒暑伏熱頭目眩暈嘔吐泄痢煩渴背寒面垢

赤苓四两　寒食麪　生姜各一斤　生草四两

為末每服二錢白湯下

吴茱萸湯　治傷暑霍亂轉筋危急者

吴萸三錢同黄連炒至煙起方取去黄連将茱萸煎湯一大盞温服立愈

香連丸　方伯王蒿淮傳自楚府

木香二两　陳皮二两　地榆一两　枳殼一两麸炒

黄連吴萸同炒八两　枳寔一两麸炒　檳榔二两　槐角子一两半

暑　卷六

益元散二两

右以醋糊丸每服一錢　紅痢米飲下白痢姜湯下或白滚水下每日三服或湯一丸二亦可老弱數服後即當温補

潑火散即地榆散　治中暑昏迷不省人事欲死者并治傷暑煩躁口苦舌乾頭痛惡心不思飲食及血痢

地榆　赤芍　黄連　青皮去白

等分為散每服三錢漿水調服血痢水煎服

濕門　附

義按經曰濕上甚為熱記曰土潤溽暑是土性本濕逢天氣之熱而在下之寒濕因熱而蒸發遂化為濕熱其挾風而上行者則上干清道而至頭目為患亦非淺鮮故治暑而遺濕所謂本乎天者親上本乎地者親下未得上下合一之旨也夫暑為天氣其氣降而為火濕為地氣其氣升而為水人在氣交之中水火洽薄苟非調劑咸宜烏能適得其平而災殄之潛消疾病之不作也乎石頑先生有熱病方論一則并附入焉而濕門治法於是大備今採錄如左

濕

羅謙甫云春夏之交病如傷寒其人汗自出肢體重痛轉側難小便不利此名風濕非傷寒也陰雨之後潮濕或引飲過多多有此證但多服五苓散小便通利濕去則愈切忌轉瀉發汗小誤必不可救初虞世云醫者不識妄作傷風治之發汗死下之死已未京師大疫正爲此羅得其識救人甚多大抵五苓散能分水去濕胸中有停飲及小兒吐哯欲作癎五苓散最妙以中有桂辛溫能散肝脾之結耳哯音衍小兒嘔乳也

戴復庵云五苓散仲聖本治太陽汗濕之邪自經犯本故取治風

濕自汗肢體重痛渴而小便不利者宜若無煩渴小便不利者
此邪猶在經宜用羌活勝濕湯或除風濕羌活湯選用不必拘丁
前說也
戴人曰夏月人之腠理疎豁元氣不閉故易於傷風傷濕如汗出
未拭而風閉之則為風濕素有熱而濕臨之則為濕熱濕久蒸亦
然也元氣素虛而受濕則為寒濕或受于地或受于天或受于酒
酪湩乳空分別治　風濕小建中加黃芪白术羌活防風　濕熱
苓桂术甘湯　寒濕小青龍加減湯虛者去麻黃加熟附白术或
麻黃加术湯　濕家無汗身煩疼者麻黃加术湯　傷濕而兼感

風則眩暈嘔逆煩熱惡風不欲去衣被或額上微汗或身體微腫汗漬衣濕坐卧當風多有此証麻黄杏仁薏苡甘草湯或羌活勝濕湯令微發汗若大發汗則風去濕在已得汗而發熱不去者敗毒散加蒼术防已　傷濕又兼感寒則拳攣掣痛無汗慘慘煩痛五積散　風濕脉浮身重汗出惡風者防已黄芪湯緩服　風濕相搏身重煩疼不能自轉側不嘔不渴脉虚浮而濇者桂枝附子湯若其人大便鞕小便自利者白术附子湯骨節煩疼掣痛不得屈伸近之則痛劇汗出短氣小便不利惡風不欲去衣或身微腫者甘草附子湯

喻嘉言曰人身陽盛則輕矯濕盛則重著乃知身重如山百脈痛楚不能轉側此而不用附子回陽勝濕更欲何待在表之濕其有可汗者用附子合桂枝湯以驅之外出在裡之濕其有可下者用附子合細辛大黄以驅之下出在中之濕則用附子合白朮以溫中而燥脾今之用白朮雜入羌防枳朴梔橘等藥且無濟于事況用檳榔滑石舟車導水等法乎　濕家不可發汗以身本多汗易至亡陽故濕溫之誤發其汗名曰重暍每為深戒若久冒風涼以水灌汗抑鬱其陽者又不得不微汗之　濕家當利小便此大法也而真陽素虛之人汗出小便滴瀝正泉竭而陽欲出亡之象若

為濕熱恣膽利之真陽無水維附頃刻脫離而死矣

張石頑曰首為諸陽之會其位高其氣清其體虛故聪明係焉卻被濕土之濁氣薰蒸之清道不通故沉重不利似乎有物蒙之失而不治濕鬱為熱〻留不去熱傷血不能養筋故為拘攣濕傷筋不能束骨故為弱痿素嘗氣疾濕熱加之氣濕熱爭故為腫諸陽受氣于四肢也今人見膝間關節腫痛全以風治者誤矣

風寒暑皆能中人惟濕氣積久留滯關節故其中非如中風寒暑之暴也外中濕者或山嵐瘴氣或陰雨濕蒸或遠行涉水或久卧濕地則濕從外中矣其証關節疼重頭重體痛腹脹煩悶昏不知

人或四肢倦怠腿膝腫痛身重浮腫大便泄瀉小便黄赤羌活勝濕湯若一身盡痛為風濕相搏除風濕羌活湯肢節煩疼頭重鼻塞或見泄利或下清血為火木之邪内干濕土神术湯濕毒下血大便泄瀉四肢沉重升陽除濕防風湯若腰以下重着為濕滯經絡滲濕湯　然病有中傷之不同傷濕者足太陽膀胱經也中濕者足太陰脾經或足少陰腎經傷膀胱則煩渴引飲小便不利而腫脹五苓散着脾則四肢浮腫不能屈伸大便多溏此醇酒厚味水濕等物所傷濕從内中也除濕湯着腎則腰疼身重小便不利此醉卧濕地或下體濕衣所傷濕從外中也腎着湯濕盛身疼小

便不利體重發渴者五苓散加羌活治濕在上在外者當微汗羌活勝濕湯在下在内者當利小便五苓散東垣云治濕不利小便非其治也然亦不可太過治病去六七即當改用理脾之劑如水去其地猶濕若過用之腎水受虧矣

濕熱

賈直孫曰濕為土氣熱能生濕故夏熱則萬物濕潤秋涼則萬物乾燥濕病本不自生因熱而怫鬱不能宣行水道故停滯而生濕也況形盛氣弱之人易為感受豈必水流而後為濕哉人只知風寒之威嚴不知暑濕之炎暄感于冥冥之中也原病式曰諸痙

項強皆屬于濕或跗腫體寒而有水氣必小便赤少或渴是蓄熱入裡極深非病寒也治法宜理脾清熱利小便為上濕証有二濕熱証多濕寒証少當以脈証明辨之如脈滑數小便赤澁引飲自汗為濕熱証若小便白利清白大便瀉利身疼無汗為寒濕也濕熱身黄如橘子色而小便不利腹微滿者茵陳蒿湯身黄小便不利而渴者五苓散加茵陳煩熱小便不利而渴者桂苓甘露飲濕熱相搏者清熱滲濕湯肩背沉重疼痛上熱胸膈不利及遍身疼痛者屬外因之濕熱當歸拈痛湯其人平素陰虛多火加之走精者虎潛丸或拈痛加龜版白术壯蠣濕熱之屬于裡者則水腫小便

不利當與五苓神芎輩分輕重以泄之後用寔脾調理若夫陰水腫脹另詳水腫本門

張石頑曰昔人有云濕熱一証古所未詳至丹溪始大發其奥故後世得以宗之殊不知其恙從東垣痺証諸方悟出然其所論皆治標之法絕無治本之方及讀仲聖書至痞論中則濕熱治本之方具在蓋傷寒誤下則有痞滿之變然亦有不經攻下而痞者皆由痰氣逆滿之故故仲聖特立瀉心湯諸法正以祛逆上之濕熱也濕熱証類頗厚如鼓脹水腫嘔逆呑酸黃癉滯下腰腿重痛脚氣痺着等候悉屬濕熱為患然皆別有所致而然咸非濕熱之本

沉香應是木香
恐原本誤

病也嘗見蒼黑肥盛之人及酒客輩皆素多濕熱其在無病之時即宜常服調氣利濕之劑如六君子加黃連沉香澤瀉之類夏秋則清燥湯春夏則春澤湯加竹瀝姜汁使之日漸消弭此謂不治已病治未病也及乎五旬内外氣血向衰漸至食少體倦或胸腹痞滿或肢體煩疼或不時舉發或偶有所觸而發忽然胸高喘脹煩悶嘔吐甚至上下不通者須乘初起元氣未衰急投控涎丹十餘粒不下少頃再投當此危急之時不下必死下之庶或可生此係專攻濕熱痰涎之藥不可與硝黃輩同視也世醫舍此而用香燥之劑未有不相引喪亡而已以與身偕老之痼疾因元氣衰憊

而驟肰僭發已為九死之候更兼誤治必無生理慎勿復藥自貽
其咎也又有素稟濕熱而陰虛者在膏粱輩每多患此以其平時
嬌養未慣馳驅稍有憂勞或縱恣酒色或暑濕氣交即虛火挾痰
飲上升輕則胸脇痞滿四肢之力重則周身疼重痰嗽喘逆亦有
血溢便祕面赤足寒者甚則痿厥癱廢不起矣大抵肥盛之
人則外盛中空加以陰虛則上實下虛所以少壯犯此最多較之
中年以後觸發者更劇而治又與尋常濕熱迥別若用風藥勝濕
虛火易于僭上淡滲利水陰津易于脫亡專于燥濕必致　真陰
耗竭純用滋陰反助痰濕上壅務使潤燥合宜剛柔協濟始克有

賴如清燥湯虎潛丸等方皆為合劑復有陰陽兩虛真元下衰濕熱上盛若乘于內則不時喘滿眩暈溢于外則肢體疼重麻瞀見此即當從下真寒上假熱例治之否則防有類中之虞即如痰厥昏仆舌強語澁或口角流涎或口眼喎邪或半肢傾廢非內熱招風之患乎歷觀昔人治法惟守真地黃飲子多加竹瀝姜汁送下黑錫丹差堪對證服後半日許乘其氣息稍平急進大劑人參加入竹瀝姜汁童便晬時中分三次服之喘滿多汗者生脉散以收攝之若過此時藥力不逮火氣復升補氣之藥又難突入重圍矣服後元氣稍充喘息少定更以濟生腎氣丸雜以黑錫丹一分綏

圖收功可也至于但屬陽虛而陰不虧者斷無是理雖有邪濕干
之亦隨寒化不能爲熱也即使更感客邪自有仲聖風濕寒濕治
法可推不似陰虛溫熱之動輒扼腕也其濕熱挾外感諸例另詳
緒論本條

附録張氏集補濕病証治諸方

濕滯經絡腰下重痛　滲濕湯

白朮　蒼朮　乾姜　甘草

茯苓　橘紅　丁香

濕熱痞滿不思飲食　除濕湯

蒼朮　厚朴　陳皮　甘艸

半夏　茯苓　白朮　藿香

生姜　大棗

腰下重着濕痹乃痛　腎着湯

乾姜　甘艸　白朮　茯苓

風傷衛陽發熱自汗　桂枝湯

桂枝　白芍　炙艸　生姜

大棗

風木乘脾寒熱腹痛　小建中湯

桂枝湯倍用芍藥加膠飴

虛勞感寒發熱自汗　黃芪建中湯

小建中湯加黃芪

心下支飲胸滿目眩　苓桂朮甘湯　治心下有支飲胸脹支滿

目眩

桂枝　炙艸　白朮　茯苓

此僅用桂枝湯之半以流動中外之支滿兼四君子之半以運行在裡之痰氣也

溢飲喘欬自利發熱　小青龍湯

桂枝去姜棗加麻黄半夏乾姜細辛五味

濕家煩疼日晡發熱　麻黄加朮湯

麻黄　桂枝　甘艸　杏仁

白朮

濕家身疼煩熱，渾是軀殼受傷，即用麻黄開發肌表，不得白术健運脾氣，則濕熱雖從汗泄，而水穀之氣依然復為痰濕流薄中外矣。然术必生用，若經炒焙，但有健脾之能，而無祛濕之力矣。

風濕身痛日晡發熱　麻杏薏苡甘草湯　治風濕一身盡疼，發熱，日晡所劇者。

麻黄　杏仁　薏仁　甘草

時疫感冒發熱復熱　治時疫初起發熱，及感冒發散後熱不止。

敗毒散

柴胡　前胡　羌活　獨活
川芎　茯苓　枳殼　桔梗
感寒冷食表裡俱痛　五積散　治感冒内挾冷食脾陰受傷表
裡俱病
蒼朮　厚朴　陳皮　甘艸
川芎　歸身　白芍　桂枝
麻黄　白芷　半夏　炮姜
枳殼　桔梗　茯苓　加葱白姜
關節腰痛自汗惡風　防已黄芪湯　治風濕相搏客在皮膚關

節疼痛腰以下疼重脈浮自汗惡風

防已　黄芪　白朮　甘艸

生姜　大棗

風濕身重煩疼不止　桂枝附子湯　治風濕身重煩痛不能轉側

桂枝　附子　甘艸　生姜

大棗

桂枝附子湯証全在軀殼無關於裡故本方　除去白朮使桂附專行軀殼而振祛風逐濕之功用甘草以緩桂附之性

不使其汗大泄使風去而濕不去也風在疾祛濕在緩攻故用生姜之辛以散之大棗之甘以緩之則營衛之開闔有權風濕無從入之寞矣

風濕掣痛汗出惡風　白朮附子湯　治風濕相搏骨節煩疼掣痛不得屈伸近之則痛劇汗出短氣小便不利惡風不欲去衣或身微腫

白朮　附子　甘草　生姜

大棗

白朮附子湯渾是濕流關節之患故以本方但加甘草以緩

术附之性姜棗以司開闔之機風之見証本輕故無藉于桂枝也

風濕便堅小水自利　甘草附子湯　治風濕大便堅小便自利

甘草　附子　白术　桂枝

甘草附子湯証以病氣驟〻内犯故于本方加桂枝助附子以杜内賊之風濕加甘草助白术以和二便之偏滲故大便雖堅無下奪之理

溫熱溺澀煩渴引飲　桂苓甘露飲　治溫熱病小便不通煩渴引飲

桂　茯苓　白朮　豬苓
澤瀉　石羔　滑石　寒水石

下骵痿弱強筋壯骨　虎潛丸

黃柏三兩鹽酒蒸必拌炒汁陳米飯上蒸每熬亮如漆為度　熟地三兩應用生地
知母炒　牛膝炒各二兩　白芍炒　瑣陽炒各一兩
虎脛骨一兩酥炙　歸身一兩炒　炮姜五錢　龜版三兩炙
痿而厥冷加附子五錢

心下痞滿按摩不痛　半夏瀉心湯
半夏　乾姜　人參　甘草

濕

卷六

黄連　黄芩　大棗
夏烁濕熱傷及氣分　清燥湯　治濕熱傷氣
人参　黄芪　白术　炙艸
歸身　陳皮　升麻　柴胡
生地　黄連　豬苓　茯苓
麥冬　五味　蒼术　黄柏
澤瀉　神麴
懸飲内痛脇下水氣　十棗湯　治懸飲内痛脇下有水氣脉弦
數

芫花 熬　甘遂　大戟 泡去骨

陰証陰毒墜痰定喘　黑錫丹　治真元虧憊陽氣不固陰氣逆衝三焦不和冷氣刺痛陰証陰毒四肢厥冷大能升降陰陽墜痰定喘

黑鉛 溶去渣　舶硫黃 各二兩　沉香　附子 炮

葫蘆巴 酒浸炒　補骨脂　舶茴香　肉蔻 煨

陽起石 煆飛　金鈴肉 酒蒸　木香 各一兩　肉桂 五錢

右用黑錫入銚內鎔化入硫黃如常法製結成砂子地上

濕

出火毒研令極細餘葯並細末和匀自朝至暮研至黑光色為度酒麯和丸梧子大陰乾布袋內擦令光瑩貯鉛罐內每服四五十丸空心鹽湯下或棗湯下急証可投百丸

一童姓者伏氣發於盛暑診時大發踈擾脉皆洪盛而踈其婦云大渴索水二日不敢與飲故發狂亂因令速與連進二杯稍寧少頃復索又與一大杯覆杯即大汗安睡熱除而愈同時有西客亦患此証皆與水而安

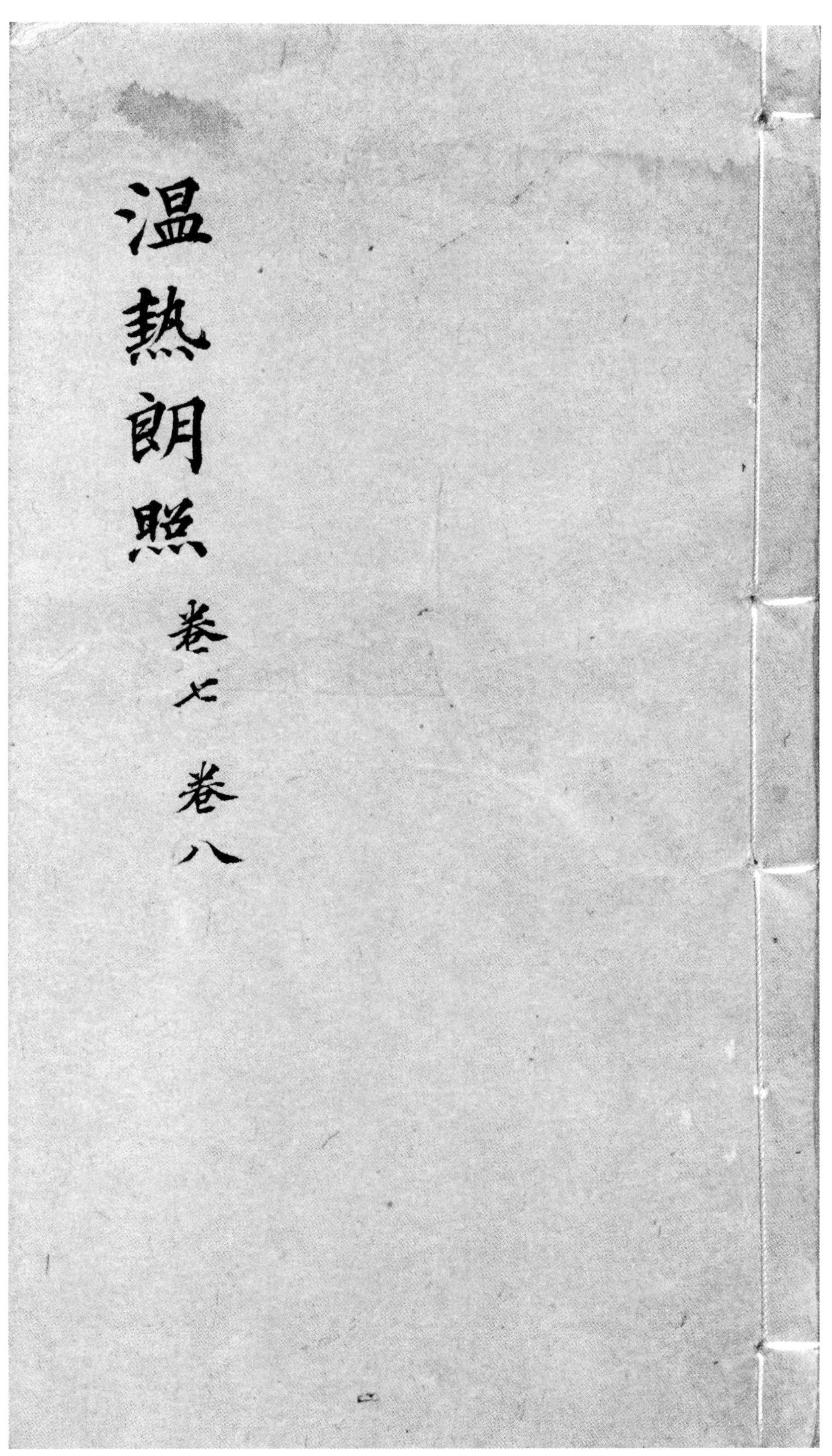
温熱朗照
卷七 卷八

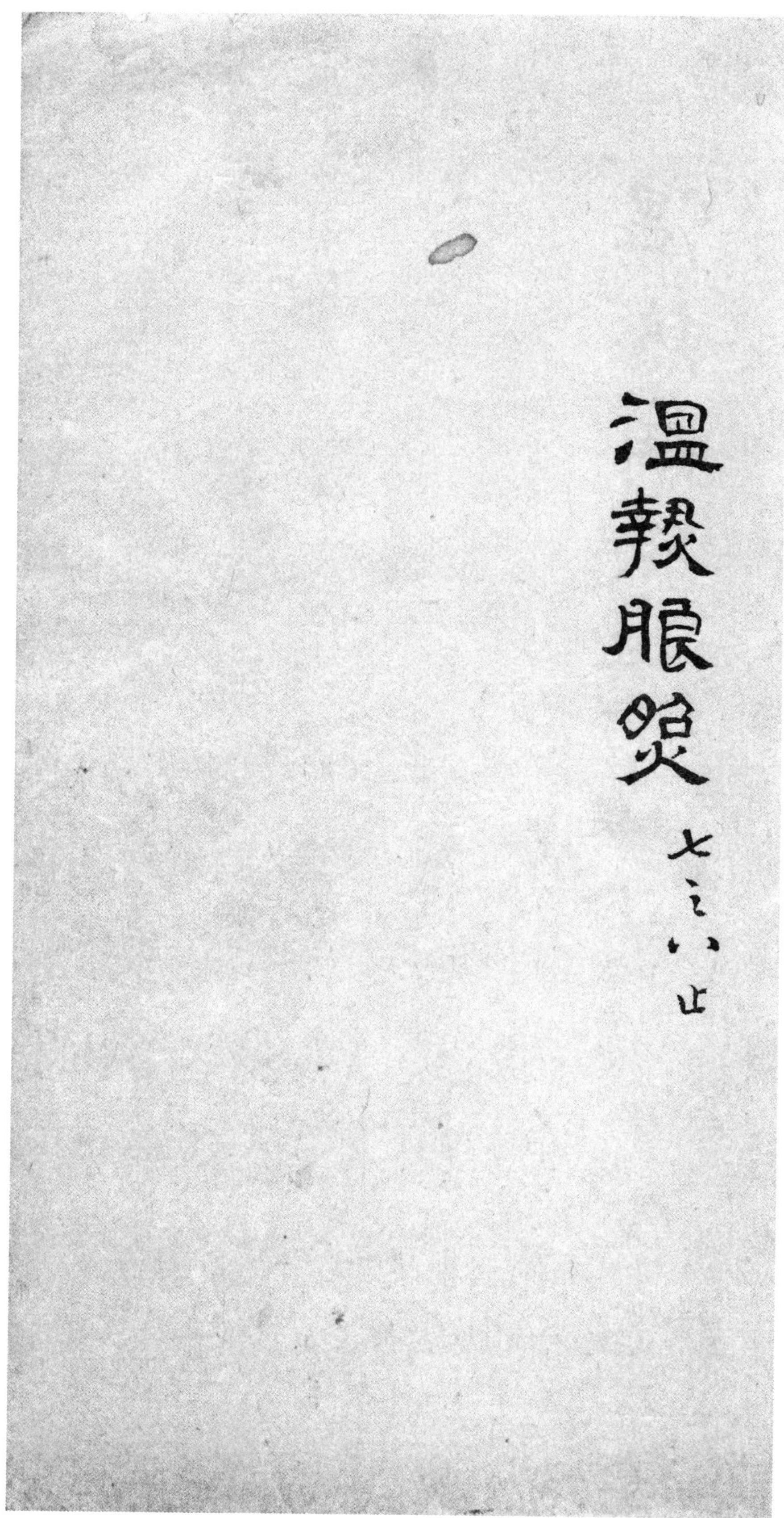

此書以吳又可温疫列之濕温其以此也

温熱朗照卷之七

時行濕温分條總録

義按濕温一証每在春夏之交未可以言疫惟沿門闔戶隨處皆病始可以疫名之今姑論其常勿語其變善乎張子石頑推言之也其言曰盛夏濕温之証即藏疫癘在內一人受之則為濕熱一方傳徧則為疫癘所以疫癘之發每每盛於春夏者以其熱暑濕三氣交蒸故也蓋春主厥陰肝木秋主陽明燥金冬主太陽寒水各行其政惟春分以後至秋分以前少陽相火少陰君火太陰濕土三氣合行其事天本熱也

俞嘉言曰濕病禁汗而陽鬱者不微汗之轉致傷人醫之罪也治濕當利小便而陽虛者一概利之轉致殺人醫之罪也中濕危篤之候即當固護其陽若以風藥勝濕是為操刃即溫藥理脾亦為待斃治濕溫症此三条

而益以日之暑日本烈也而載以地之濕三氣交動時分時合其分也以風動於中勝濕解蒸不覺其苦其合也天之熱氣下地之濕氣上人在是氣之中無隙可避故病之繁而苛者莫如夏月為最以無形之熱蒸動有形之濕即無病之人感之尚未免于為患況素有濕熱或下元虛人安得不患濕溫之証乎是以濕溫之証最忌發汗發汗則濕熱混合為一而中氣盡傷多成死證惟宜分解先扶中氣使中氣徐領其表其裡而上下盡消故多愈也至於疫証則邪正混合邪極

勝正極衰轉眼立斃苦寒傷胃溫補助

不可不知

邪如人中黄丸之類始為合法也悉本緒論

温疫原起

吳又可曰疫厲之邪從口鼻而入則其所客内不在藏府外不在經絡舍於伏脊之内去表不遠附近於外即表裡之分界針經所謂横連膜原是也周氏改内經瘧論四字

義按表裏之分界下吳氏有是為半表半裏句周氏删去以此句混入少陽經也極是

胃為十二經之海十二經皆都會于胃故胃氣能敷布於十二經中而榮養百骸毫髮之間弥所不貫凡邪在經為表在

胃為裏今邪在膜原者正當經胃交關之所蓋熱淫不正之氣因本氣之不充乘間襲入感而即病其始陽格于內營衛運行之機阻抑於裏遂覺凜凜惡寒甚則四肢厥逆至陽氣困鬱而通厥回而中外皆熱昏昧不爽壯熱自汗此時邪伏膜原縱使有汗熱不得解必俟伏邪已潰表氣潛行于內精氣自內達表表裏相通振慄大汗邪方外出此名戰汗脈靜身涼而愈也若伏伏邪未盡必復發熱其熱有久有淺因所感之輕重也因元氣之盛衰也要皆始先惡寒既而發熱其熱淫之氣浮越于某經即能顯某經之証如浮越于太陽則有

頭項痛腰痛如折浮越于陽明則有目痛眉稜骨痛鼻乾浮越于少陽則有脇痛耳聾寒熱嘔而口苦大抵邪越太陽居多陽明次之少陽又其次也諸証既見其或從外解或從内陷外解則易内陷則難更有先後表裡不同有先表後裏者有先裏後表者有但表而不復裡者有但裡而不渡表者有表而裡再表者有裡而表再裡者有表裡分傳者有表多於裏者有裏多於表者此為九轉從外解者或發煩或戰汗自汗從内陷者胸膈痞悶心下脹滿腹中痛燥結便祕熱結旁流協熱下利或嘔吐惡心譫語舌黃及黑胎芒刺等証因証用

藥盖温疫初得之二三日也憎寒發熱後即但發熱而不憎寒其脈不浮不沉而數晝夜發熱日晡益甚頭疼身痛其時邪在伏脊之前腸胃之後雖有頭疼身痛邪熱浮越于經既不在經不可用麻黄桂枝之類強發其汗又不在裡下之徒傷胃而增其渴宜達原散

達原散

檳榔二錢　厚朴一錢　草果仁五分　知母一錢

芍葯一錢　黄芩一錢　甘草五分

水二鍾煎八分午後温服

按梹榔能消能磨除伏邪為疎利之藥又治嶺南瘴氣厚朴破戾氣所結草果辛烈氣雄除伏邪之盤踞三味協力直達其巢穴使邪氣潰敗速離膜原是以為達原也熱傷津液加知母以滋陰熱傷營氣加白芍以和血黃芩清燥熱之餘甘草為和中之劑以後四味為調和非攻病也

疫邪遊溢諸經當隨經引用以助升泄如少陽加柴胡太陽加羌活陽明加葛根之類其感之輕者舌胎亦薄脈亦不甚數邪不傳裡一二劑自解稍重者必從汗解如不得汗邪氣盤踞於膜原內外隔絶表裏不通非可強汗衣被壅遏湯火

鬱蒸也此時無遊溢之邪在經三陽加法不必用宜仍照達原飲本方如感之重者舌上胎如漬粉滿布無隙服湯後不從汗解而從内（有裡証）陷者舌根先黃漸至中央邪漸入胃此三消飲証

三消飲

檳榔　草果仁　厚朴　白芍

甘艸　知母　黃芩　大黃

葛根　羌活　柴胡

姜棗煎服

三陽見証用達原飲三陽加法曰有裡証復加大黄名三消飲三消者消内消外消不内不外也此治疫之全劑以毒邪表裏分傳膜原尚有餘結者宜之

義按三消飲亦是治疫内外通解之劑周氏削去殊謬

若脉長洪而数大汗多此邪氣適離膜原欲表未表白虎湯証如舌上純黄色兼見裡症此邪已入胃乃承氣湯証有兩三日即離膜原者有半月十日不傳者有初得之四五日厭〻聶〻至五六日陡然勢張者凡元氣勝者毒易傳化元氣薄者邪不易化即不易傳故曰邪與元氣不兩立也尚有他

病久鬱適又感邪能感而不能化安望其傳不傳則邪不去淹留愈久愈沉愈伏因誤進參芪愈壅愈錮至死不休也

義按以上論疫之傳變治方先後緩急是治疫之大綱

傳變不常

疫邪為病有從戰汗解者有從自汗盜汗而解者有無汗竟傳入胃者有自汗淋漓熱渴反甚終得戰汗方解者有胃氣壅鬱必因下而得戰汗解者有汗解未盡越三四日前熱復發者有發黄因下而愈者有發黄因下而復熱發出斑者有竟從發斑而愈者有裡証急雖有斑非下不愈者此其傳變

之不常也又有局外之變者男子適逢使内邪氣乘虛陷于下焦氣道不舒以致小便淋塞少腹脹滿至夜發熱以導赤五苓散之類不效與大承氣一服小便如注而愈女子經水適來適斷失血崩帶及心痛疝氣痰火喘哮凡此皆非常變大抵邪行如水惟洼處受之此妙喻也要之因疫而發舊病但治其疫他病自已

結糞勿拘

凡疫邪貴乎早下但見舌黃心腹脹滿便於達原飲加大黃下之設邪在膜原者已有行動之機得大黃促之而下實為

開門祛賊之法如或未愈二三日後餘邪入胃仍用小承氣撤其餘毒此固乘人氣血未亂肌肉未消津液未耗病人不至危殆投劑不至掣肘斯為萬全之策不必拘下不嫌遲之說也且疫証之下與傷寒異傷寒必俟結定而後攻疫邪正欲驅熱以為用故承氣本為逐邪而設非為逐結糞而設也且疫氣多濕豈能即結遷延不下但蒸作極臭如敗醬如藕泥臨死不結者多矣

大承氣湯　治中有堅結

大黃酒浸　厚朴姜炒　枳實麩炒　芒硝遲下三四沸

水姜煎服

小承氣湯　治上焦痞滿

大黄　厚朴　枳寔

水姜煎服

調胃承氣湯

大黄　芒硝遅下　甘草生

水姜煎服

熱結旁流

疫病日久失下自利純臭水晝夜日數行口燥唇乹舌裂醫

者誤按傷寒協熱下利法曰與葛根黄連黄芩湯服之轉劇又可謂為熱結旁流急下以大承氣宿垢頓止後調理以清燥湯食進津回半月後戰汗而解

温疫下格

瘟疫下後脉証俱平大便十數日不行時時作嘔此為下膈之証蓋下既不通必反於上宜調胃承氣湯熱服宿垢頓下嘔吐立止慎不可補也

義按經云腎司二便開竅於二陰邪熱所劫非獨肺胃之液并肝腎之陰亦耗矣大便不行其陰已枯當以滋補充液為

淞案熱服二字大有妙用不特宿垢可行兼可蕩滌邪熱若冷服則不行矣今有用丸子下者往往悞事

治方於元氣有裨否則一下而津液愈傷禍患有不可知者不可不慎　淞案脉來虛細無力者宜用此法

急証急攻

温疫發熱一二日舌上白胎如清粉早服達原飲一劑午後舌色變黄隨現胸膈滿痛大渴煩躁此伏邪毒潰傳裡也前方加大黄下之煩渴減熱漸去傍晚復加躁煩發熱通舌變黑生刺鼻如煙煤此邪毒最重復合瘀胃急投大承氣湯抵暮大下至夜半熱退次早胎刺如失一日三變毒甚傳速數日之法一日行之稍縱即逝可不畏哉

因証數攻

温疫下後二三日舌上復生胎刺邪未盡也再下之胎刺雖去而煩躁未除更下之熱渴已減日後更復熱生胎者更下之不以數計總有是証則應用是藥使閱歷未到中道生疑往往失治但其中有間日一下者有連下三四日者有下二日間一日者其輕重緩急有應用柴胡清燥湯者有用犀角地黃湯者至投承氣多與少與皆有斟酌苟或不明亦足誤事

補瀉兼施

應下失治火邪壅閉耗氣搏血精神迫盡以致循衣摸牀撮空理綫筋惕肉瞤肢體振戰目中不了了皆緣因應下失下元神將脫斯時攻補兩難補瀉不及兩無生理不得已勉用陶氏黃龍湯此證下亦死不下亦死與其坐以待斃不如含藥而亡以冀回生於萬一

黃龍湯 滋業此湯即大承氣加人參以補氣地黃以補陰當歸以和血也

大黃 三四錢痰 祕姜汁拌　厚朴 一錢半　枳實 一錢　芒硝 二錢 腸鳴換半夏茯苓木香 老年氣虛者可商

人參 較大黃減半　地黃　當歸 三錢氣祕 換木香

仲景下法中皆不用補蓋元氣未離一見下症皆權其輕重先已下之惟應下失下決裂至此立黃龍湯以救之因循猶不敢用遂迎死耳豈不悞哉

石頑緒論無地黃有甘草一錢血祕換桃仁泥生地汁外加生姜五片大棗一枚風祕去棗換羌活 煎成加桔梗一撮再煎三沸

瘟毒發斑

濕温

卷七

邪留血分裏氣壅閉則伏邪不得外透而為斑若下後斑漸出可從外解更不可下設有下証承氣緩投倘大下則元氣不振斑毒内陷則危宜托裏舉斑湯如下後斑毒隐伏反見循衣撮空脉微者本方加人參三錢得補發出者不死

托裏舉斑湯

當歸　白芍各一錢　升麻五分　柴胡

白芷各七分　川山甲二錢炙黄

水姜煎服　脉微者加人參三錢

欝熱發黄

疫邪傳裏遺熱下焦小便不利邪無輸泄經氣欝滞其傳為癉身目如金宜茵蔯蒿湯按茵蔯為治癉退黄之專葯今以病證較之黄因小便不利故用山梔除小腸屈曲之火瘀熱既除小便自利當以發黄為標小便不利為本及論小便不利病原不在膀胱乃係胃家移熱又當以小便不利為標胃熱為本是以大黄為專功山梔次之茵蔯又其次也

茵蔯湯

茵蔯一錢　山梔二錢　大黄五錢

水姜煎服

發黃畜血

胃寔失下欝而為黃熱更不減搏血為瘀故經氣不為熱欝不致發黃熱邪不干血分不致畜血同受其邪故發黃而兼畜血非畜血而致發黃也但畜血一行熱隨血泄黃隨泄減故治黃茵蔯蒿湯治畜血桃仁承氣湯去桂枝甘艸加丹皮歸芍

桃仁承氣湯

桃仁十八粒碎　芒硝遲下二三沸　桔梗各二錢　大黃四錢酒浸

水煎熱服　加丹皮歸身赤芍

熱結膀胱

胃移熱于下焦氣分小便不利熱結膀胱也若移熱于下焦血分膀胱畜血也夫畜血証小便固自利也故晝日稍減夜發熱譫語者淤血也桃仁承氣下之後用犀角地黄湯調之

犀角地黄湯

地黄一两　犀角　丹皮　赤芍各二錢

水煎服

疫痢兼証

疫痢相兼之証最危夫疫者胃家事也必從下解利者大腸

事也大腸既病失其傳送之職故糞不行下膿血所以向来
穀食停積在胃宜須大腸邪氣将退胃氣通行積糞從此而
下令既大腸失職糞尚不行又安能與胃載毒而出耶毒既
不行冣能傷敗胃氣毒氣在胃一日有一日之害在一時有
一時之害耗氣搏血神氣既盡而死凡遇疫痢兼譫者在痢
尤為吃緊宜梹榔承氣湯

梹榔承氣湯

大黄　厚朴　枳寔　梹榔

芍葯　生姜

水煎服

張崑源正年六旬得滯下後重窘急日三四十度脉常歇止諸醫以為雀啄脉不治延予診視其脉三五不調或二動一止或三動一止而復来此澁脉也年高血弱下利膿血故脉短澁不能任病幸飲食起居尚如舊也遂用芍藥湯加大黄三錢大下純膿成塊者兩碗許自覺舒快脉漸續而利亦止

芍藥湯

白芍一錢 當歸一錢 檳榔二錢 厚朴一錢

甘艸七分

水姜煎服裏急後重加大黄三錢紅積倍芍藥白積倍檳榔

疫瘧兼證

凡瘧者寒熱如期而發餘時脉静身凉此常瘧也以瘧法治之設傳胃者必現裡證名曰温瘧以疫法治者生以瘧法治者死裏證者下證也下後裏證除寒熱獨存者是温疫減瘧證在邪未去宜疏瘧勢在宜截挾虚者宜補疏以清脾截以不二補以四君方見瘧門不三方未詳詳在卷八末頁

瘧疾二三發或七八發後忽然晝夜發熱煩渴不惡寒舌生胎刺心腹痞滿飲食不進下證漸具此温疫著瘧疾隱也以

疫法治之溫疫晝夜純熱心腹痞滿飲食不進下後脉靜身涼或間日或每日時惡寒而後發熱如期者此溫疫解轉而為瘧也以瘧法治之

主客交病

凡人向有內傷虛証以致肌肉消爍邪火獨存故脉近于數更加膈胸痞悶身疼發熱徹夜不寐誤以為原病加重屢進補劑邪火愈熾瀉則損脾壞胃滋則膩邪愈錮散則經絡益虛疏則精氣愈耗守則日消近死此因正氣衰微不能托出表邪留而不去與血脉合而為一結為痼疾也此為主客交

渾㝡難得解治法當乘其大肉未消真元未病急用三甲散多有得生者隨其素而調之

三甲散

鱉甲　龜甲各一錢並酥炙黃為末無酥以醋代之　穿山甲五分土炒黃末

蟬蛻五分洗淨炙乾為末　白姜蠶五分生用　煅牡蠣五分咽燥者酌用

䗪虫三枚擘碎用如有鮮者擣爛和酒少許取汁入湯同服其渣入藥同煎　白芍七分酒炒

當歸五分　甘草三分

水二鍾煎八分去渣溫服若素有老瘧或痺瘧者加牛膝一錢製首烏一錢有鬱痰者加貝母一錢有老痰者加瓜蔞霜

五分善嘔者勿用咽乾作痒加花粉知母各五分素咳嗽者加搗爛杏仁錢半素有內傷瘀血者倍䗪虫如無䗪虫以乾漆炒烟盡為度研末五分及桃仁泥一錢代之服藥後病已减半勿再服

裡証未盡宜承氣養營湯

承氣養營湯

知母　當歸　白芍　生地

大黄　枳實　厚朴

水姜煎服

下後邪聚

裡証下後熱退身涼越四五日復發熱者非關飲食勞復乃膜原尚有餘邪隱匿因而復發宜再下之即愈但制劑宜輕耳

下後脉沉脉浮

裡証脉沉而數下後脉浮者應得汗解今不得汗二三日脉復沉者膜原餘邪仍瘀到胃也宜更下之脉再浮者仍當汗解宜白虎湯

下後脉數

應下失下口燥舌乾而渴身反熱减四肢時厥欲得被近火此陽氣伏也既下厥回脉大而數舌上生津不思水飲此裡邪去而欝陽暴伸也宜柴胡清燥湯去花粉知母加葛根

應下之証下後當脉静身涼今反熱者此內結開正氣通欝陽暴伸也即如爐中伏火撥開雖燄不久自息與下後脉反數義同

柴胡清燥湯

柴胡　黄芩　陳皮　甘艸

花粉　　　知母

姜棗煎服

下後脉浮

下後脉浮微數身微熱神思不爽此邪熱浮於肌表裡無壅滯也雖無汗宜白虎湯若下後脉空浮而數按之豁然如無宜白虎加人參覆杯則汗解下後脉浮而數原當汗解遷延五六日脉證不改仍不得汗者以其人或有他病先虧或本病日久不痊或反覆數下以致血液枯涸故不得汗用白虎加人參湯涼解中外鼓舞元氣開泄腠理即得汗而解也

下後反痞

疫邪留於心胸令人痞滿下之痞應去今反痞者虛也不得用行氣破氣之　劑宜參附養營湯

參附養營湯

當歸一錢　白芍一錢　生地三錢　人參一錢

附子七分炮　炒乾姜一錢

煎服一服痞如失

下後反嘔

疫邪留於心胸胃口熱甚皆令嘔不止下之嘔當去今反嘔

者此屬胃氣虛寒少進粥飲便欲吞酸者宜半夏藿香湯一服嘔立止

半夏藿香湯

半夏 錢半　藿香 一錢　炒乾姜 一錢　白茯苓 一錢

陳皮 一錢　炒白朮 一錢　炙艸 五分

下後轉虛

下後惡証稍減神思稍甦續得肢體振戰怔忡驚悸四肢反厥眩暈強直併前循衣摸床撮空等証此皆危極之候急用人參養營湯庶或可救但虛候少回即當屏去以人參有助

火固邪之弊不得已而用之也

人参養營湯

人参　麥冬　五味子　地黄

歸身　白芍　知母　陳皮

甘草

表證四汗　戰汗　自汗　盜汗　狂汗

瘟疫下後裡氣漸和身熱未除脉近浮此邪猶怫鬱于經當得汗解不得汗以柴胡清燥湯和之仍無汗從漸解也不可苛求其汗應下失下氣消血耗既下欲作戰汗但戰而不汗

者以中氣虧微能降陷不能升發也次日當期復戰厥回汗出者生厥不回汗不出者死忽痓者必死正氣脱不能勝邪也凡戰不可擾動但可温覆擾動則戰而中止次日當期復戰也腹痛欲作滯下無論已見積未見積宜芍藥湯以上論戰汗

自汗者不因發散自然汗出伏邪中潰氣通邪欲去也若脉長洪而數身熱大渴宜白虎湯下後熱或微或甚汗因出不止、或少或多此屬熱表有留邪々盡汗止宜柴胡以佐之設有三陽經証當用隨經加减法若面無神色脣口刮白表裡無陽証喜熱惡冷脉微汗淡虚脱象也其禍極速宜人参養營湯倍黃芪至有裏証時當盛暑多作自汗宜下之[以上論自汗]下後續得盗汗者表有微邪也若邪甚則作自汗伏邪中潰則作戰汗矣凡人目張則衛氣行于陽目瞑則衛氣行于陰行陽謂升發于表行陰謂斂降于內今內有伏熱而又遇衛氣兩陽相搏熱蒸則營泄[原本增營泄二字更透]腠理開而盗汗出矣若邪盡則汗止宜柴胡以佐之愈後脉靜身涼表虚自汗宜黃芪湯[以上論盗汗]狂汗者伏邪中潰欲作汗解因其人禀賦充盛陽氣沖擊不能頓開故忽然坐卧不安且狂且躁少頃大汗淋漓狂躁頓止脉靜身涼霍然而愈[以上論狂汗]

濕溫

卷七

芍藥湯

白芍一錢　當歸一錢　厚朴二錢　梹榔二錢

甘艸七分

水姜煎服後重加大黄紅積倍芍藥白積倍梹榔

柴胡湯

柴胡三錢　黄芩一錢　陳皮一錢　甘艸一錢

生姜一錢　大棗二个

古方用人参半夏今表裡寔故不用人參無嘔吐故不加半

夏

黄芪湯

黄芪　五味子各三錢　當歸　白术一錢

甘艸五分

煎服汗未止加麻黄淨根錢半

内壅不汗

邪發於半表半裡一定之法也至於傳變出表入裡表裏分傳俱未可定醫見有表有裏乃引經論先解其表乃攻其裡此大謬也嘗見大劑麻黄連進不惟無汗反見煩躁者何耶蓋汗之理由中達表今裡氣結滯陽氣不能敷布於外即四肢

未免厥逆又安能氣液蒸蒸以達表譬之水注開其後竅則前竅不得消滴與此欲汗之義同故必以承氣解其裏裏氣一通不待發散多自汗而解

熱邪散漫

温疫脈長洪而數大渴復大汗通身發熱宜白虎湯白虎爲辛涼發散肅清肌表氣分藥蓋毒邪已潰中結漸開邪氣分離膜原尚未出表然内外之氣已通故多汗脈洪長而渴一投白虎或自汗戰汗而解若温疫初起脈雖數未至洪大其時邪氣盤踞膜原宜達原飲誤用白虎既無破結之能但求清

熱是猶揚湯止沸也若邪已入胃非承氣不愈誤用白虎既
無逐邪之能徒以剄悍而伐胃氣反抑邪毒致脉不行因而
細小復認陽証陰脉妄言不治又以脉微復不敢下逡巡死
耳宜急投承氣緩緩下之庶可救也

白虎湯

石羔一兩　知母五錢　甘艸五錢　炒米一撮

加姜煎服

表有餘熱

宜柴胡養營湯　濕温

卷七

柴胡養營湯

柴胡　黄芩　陳皮　甘艸

當歸　白芍　生地　知母

姜棗煎服

病愈結存

瘟疫下後脉証俱平腹中有塊按之則痛自覺有所阻而微悶或時有升降之氣往来不利常作蛙聲此邪氣已盡其宿結尚未除也此不可攻攻之徒損元氣須飲食漸進胃氣漸復津液潤下常見病疫後食粥半月結塊方下堅黒如石者

又有氣促之病過月餘其塊方消者此又無形之結也不可不知　有結在廣腸者用蜜煎頻〻導之

解後養陰

疫病有首尾能食者此邪不實于胃切勿絕其飲食但少〻與之耳凡大下後調理清燥養營湯

清燥養營湯

知母　花粉　當歸　白芍

地黄汁　陳皮　甘艸

加灯心煎服

鼓舞胃氣

如人方食肉而病停積在胃用承氣連下旁流臭水其病不退必加人參一味即三四十日停積頓下也

藥煩用溫

應下失下其氣虛微及投承氣下咽少頃額上汗出髮根搔痒手足厥冷甚則戰慄心煩坐卧不安此中氣已虧不勝藥力名曰藥煩凡遇此証藥中多加生姜勻二三次服以防嘔吐之患

中虛藥停

服承氣腹中不行或次日方行或半日仍吐原藥此因病久失下中氣大虧不能運葯名為葯停大凶之兆宜生姜以和葯性加人参以助胃氣

邪在胸膈

瘟疫胸膈滿悶心煩喜嘔欲吐不吐腹不滿欲飲不飲欲食不食此疫邪留于胸膈宜瓜蒂散吐之

瓜蒂散

甜瓜蒂一錢　赤小豆研二錢　生山梔仁二錢

煎少許入赤小豆服後不吐再服如無瓜蒂以淡豆豉二錢

代之

胷膈痰飲

宜蔞貝養營湯

蔞貝養營湯

知母　花粉　貝母　瓜蔞寔

橘紅　白芍　當歸　蘇子

水姜煎服

瘟疫舌鑑

舌胎自白而漸變黃邪在膜原故白在胃則黃胎老沉香色

白者不可下黄者下黑者急下下後胎不脱舌刺舌裂舌短舌硬舌卷白砂胎黑硬胎皆當下白胎滑澤邪在膜原尚别有下証宜達原飲加大黄若大汗脉洪大而渴白虎湯未可下也惟目赤咽乾氣噴如火小便黄赤涓滴作痛揚手擲足脉沉數下之無疑有心下痛腹脹滿痛頭痛下之立止初起未可下血液枯竭為虚燥宜導法

下後自汗

裡症可下後卧二三日或四五日汗不止身微熱此仍属熱表有餘邪邪盡汗止不止者小柴胡湯加廣皮嘔用半夏虛

用人参斟酌治之不可用参茋之屬如脉静身凉數日後反得盗汗宜略補虚熱之分在有熱無熱也下後邪去嘔止令反嘔者胃虚也少進粥飲調之

婦人時疫

婦人病疫與男子無異惟經水適来適斷及崩漏產後與男子不同經水適来邪不入胃入于血海胸膈無邪勿以胃實攻之但熱随血下自愈（小柴胡加生地丹皮白芍）如結胸状者此因邪結刺期門經水適斷血室空虚邪乘虚入為難治與適来者有虚實之分宜柴胡養營湯新產亡血衝任空虚與素病崩漏

經氣久虛者亦用此湯若葯停不行加生姜中虛不運加人參

妊娠時疫

孕婦時疫設用三承氣須隨証施治慎勿惑于參芪安胎之説也病家見用承氣先自驚疑更加左右從旁參贊使應下之証反用補劑安胎熱毒愈熾胞胎何賴是以古人有懸鐘之喻梁腐而鐘未有不落者惟用承氣逐其邪火毒消散炎熇頓為清涼氣回而胎自固反見大黄為安胎之聖葯矣

小兒時疫

小兒神氣嬌怯，筋骨柔脆，一染時疫失治，即二目上吊，不時驚搐發痙，十指鈎曲，甚則角弓反張。幼科誤認為慢驚風，轉治轉劇，獨不思疫毒流行，大人可染，小兒獨不可染耶？其用與大人相仿彿，但製劑稍輕耳。

小兒太極丸

天竺黃 五錢　胆星 五錢　大黃 三錢　射香 三分

冰片 三分　姜蚕 三錢

右為細末，端午日午時修合，糯飯杵為丸，如芡寔大，硃砂為衣。凡遇疫証，姜湯化下一丸，神效。

傷寒瘟疫異同

時疫初起原無感冒之因忽覺凛凛以後但熱而不惡寒然
亦有所觸而發者其無所觸而自發者居多且傷寒投劑一
汗即觸解時疫發散雖汗不解傷寒不染時疫能染傷寒之
邪自毫竅入時疫之邪自口鼻入傷寒感而即病時疫伏而
後發傷寒汗解在前時疫汗解在後傷寒可使立汗時疫俟
其内潰自汗盜汗戰汗傷寒不發斑時疫有發斑傷寒感邪
在經以經傳經時疫感邪在内邪溢于經經不自傳傷寒感
發甚暴時疫多有淹纏二三日或漸加重或至五六日忽然

加重傷寒初起以發表為先時疫初起以疏利為主其所同者皆能傳胃至是同歸于一均用承氣導邪而出故傷寒與疫始異而終同也傷寒之邪自外傳內原無根蒂惟其傳法有進無退故下之皆能病愈時疫之發始匿于膜原根深蒂固時發與營衛交併客邪經由之處營衛未有不被其傷者故曰潰然不潰則不能傳不傳則邪不能出邪不出則病不愈乃時疫下後多有不能即愈者何耶蓋疫邪多有表裏分傳者因有一半向外邪留傳于肌肉一半向裏邪留傳于胃家惟傳于胃故裡氣結滯裡結表氣因亦不通於是肌肉之

邪不得即達于肌表下後裡氣一通表氣亦順向欝肌肉者方能盡達于表或斑或汗可以謀治而愈傷寒下後無有此法雖曰終同寔不同也

陰陽二証異同

凡陽証似陰者傷寒與温疫多有之其陰証似陽者正傷寒有之温疫必無此証宜辨之夫陽証似陰外雖寒而内必熱故小便必赤濇若陰証似陽者格陽之証也上熱下寒故小便清白但以小便赤白為據萬不失一（亦須活看不可執一）凡四損不可治大勞大慾大病久病後氣血俱虛陰陽竝竭正氣先虧

邪氣自陷也

瘟疫九傳

但表不裏

疫之傳有九然亦不出表裏之間而已但表而不裡者其証頭疼身痛發熱而復凜凜内無胸滿等証穀食如常此邪傳外由肌表而出或斑　或汗解為順輕劑可愈有汗出不徹而熱不退者宜白虎湯或斑不透而熱不退者宜舉斑湯有斑汗並行而並不透者合用前湯二方見前

但裡不表

但裡不表者惟胸膈痞悶欲吐不吐吐而不快此邪傳裏之上宜瓜蒂散若邪傳裡之中下者心腹脹滿不吐不嘔或燥結便祕或熱結旁流或協熱下利或大腸膠閉此上中下皆病不可吐並宜承氣輩有裡而再發或至於三皆依前法

表而再表

表而再表者所發未盡膜原尚有隱伏之邪故三四日後依前發熱脉洪而數及其解也斑者仍斑汗者仍汗而愈至於三表者亦稀有也

表裡分傳

表裡分傳始則邪氣伏於膜原尚在半表半裡二証俱現必先通其裡今裡邪去自能達表或斑或汗隨其性而升泄之病退而熱未除者膜原尚有餘邪宜三消飲調之若分傳至再至三表之頗見照前同法

再表再裡

有再表再裡或再表裡分傳者醫家不解反責病人不善調養以致反覆病者不解每咎醫師疎于救治彼此歸怨胥失之矣不知病勢本當如此

先表後裡

先表後裡者始則但有表証而無裏証冝達原飲有經証者當依三陽加法繼而脉大且數自汗而渴邪離膜原未能出表耳冝白虎湯辛涼解散而愈二三日後或四五日後依然發熱冝達原飲至後反加胸滿腹脹不思穀食煩渴等証加大黃微利之

先裡後表

先裡後表者始則發熱漸加裏証下之便愈後復發熱反加頭疼身重脉浮冝白虎湯服之不得汗者津液枯竭也加人參覆杯即解若大汗大下後表裡之証悉去繼而一身盡痛

身如被杖脉沉細者此脉出太過陽氣不固骨寒而痛非表証也此不必治二三日内陽回自愈

表裡偏勝

表裡偏勝者膜原伏邪發時傳表之邪多傳裡之邪少何以知之表証多而裡証少當治其表裡証兼之若裡証多而表証少者但治其裡表証自愈

總論傳變

邪之傷人也始而傷氣既而傷血傷肉傷筋以至傷骨有行邪有伏邪故治法有難有易取效有遲有速如行邪者即正

傷寒也始自太陽或傳陽明或傳少陽病勢雖重一汗可解若歸胃府一下而愈如瘟疫之邪先伏後行伏於膜原如鳥棲巢如獸藏穴營衛所不關藥石所難及其發也邪毒漸張內侵于府外淫于經營衛受傷諸証漸顯能者察其邪毒尚在膜原尚可疏利使伏邪易出速離膜原乃觀其變因表裡分傳導邪而出邪盡方愈當其初發毒邪鴟張日惟加重醫不知先時感受迨自驚詫使能知邪毒速離膜原便是治法更要後段工夫識得表裡虛實詳夫輕重緩急投劑不致差謬如是可以萬全至若酒色耗竭及病久年高等類皆是天

濕溫　卷七

真幾絶又加疫証更難支矣

脉厥

温疫得裡証神色不敢言動自如忽然六脉如絲微細而軟甚至於無或兩手俱無或一手先伏其人脉何以至是皆緣應下失下内結壅閉營氣逆於内不能達於四末此脉厥也亦多有過用黄連石膏諸寒之劑強遏其熱致邪愈結脉愈不行宜承氣緩緩下之六脉自復

體厥

陽証脉陰身冷如冰為體厥

施幼聲年四旬六月中患時疫口燥舌乾胎刺如鋒咽喉腫痛心腹脹滿按之痛甚渴思冰水日晡愈甚小便赤澁得涓滴則痛甚下証悉備但通身肌表如冰指甲青黑六脉如絲尋之則有稍按則無如不究裡証熱極但引陶氏全生集以為陽証但手足厥逆若冷過肘膝但是陰証今已通身冰冷比之冷過肘膝更甚且脉微欲絶豈其為陰証無疑也不知以脉相參表裡互較此陽証之最者下証悉具但嫌下之晚耳蓋因内熱之極氣道壅閉乃至脉微欲絶此脉厥也陽鬱則四肢厥逆若素稟肥盛尤易壅閉今亢陽已極以至通身

冰冷此體厥也六脉如無者羣龍无首之象証亦危矣急投承氣湯脉至厥回便生矣

張石頑治案

姜湯助汗治驗

禮部主事范克誠患寒傷營証惡寒三日不止先服發散葯二劑第七日躁擾不寧脉不至手足厥逆石頑診之獨左寸厥厥動摇知欲戰汗令勿服藥但與熱姜湯助其作汗若誤服葯必熱不止後數日詢之果如所言不葯而愈

飲水助汗治驗

一童姓者伏氣發于盛暑診時大發躁擾脉皆洪盛而躁其婦云大渴索水二日不敢與飲故發狂亂因令速與連進二杯稍寧少頃復索又與一大杯覆杯即大汗安然熱睡而愈同時有西客亦患此証皆與水而安

藥力難勝稀糜鴨汁治驗

吳介臣傷寒餘熱未盡曲池壅腫不潰不消日發寒熱瘍醫禁止飲食兩月餘日服清火消毒葯上氣形脱倚息不得卧渴飲水一二口則腹脹滿急大便燥結不通兩月中用蜜煎導四五次所去甚艱勢大瀕危石頑診之其脉初按绷急按之絶無此中氣逮

盡豈能復脉藥力乃令續　進稀糜榻前以鴨煮之香氣透達徐以汁啜之是夕大便去結糞甚多喘脹頓止飲食漸進數日後腫亦漸消以力薄不能用保元獨參之類惟穀肉調理而安近松陵一人過餌消導胃氣告匱聞穀氣則欲嘔亦用上法不藥而愈

痰濕挾瘀黃龍去硝治驗

王公峻子于四月間患感冒昏熱喘脹便祕腹中雷鳴服硝黃不應脉之氣口弦滑而按之則乱其腹脹滿而按之則濡此痰濕挾瘀濁陰固閉之候與黃龍湯去芒硝易桂苓半夏木香下瘀垢甚多因宿有五更咳嗽更以小劑異功加細辛調之大抵腹中奔響

之証雖有内實當下必無燥結所以不用芒硝而用木香苓半也用人參者借以資助胃氣行其葯力則大黄輩得以振破敵之功非謂虚而兼補也當知黄龍湯中用參則硝黄之力愈鋭用者不可不慎

熱傷陰血滋陰急下治驗

錢順所素有内傷因勞力感寒發熱頭痛醫用表散藥數服胷膈痞悶以大黄下之痞悶益甚更一醫用消剋破氣藥遂厥逆昏憒勢漸瀕危石顧診之六脉縈縈如蛛絲舌焦黒燥涸此熱傷陰血不急下之真陰立槁因以生地黄連湯去黄芩防風加人中黄麥

冬酒大黄另以生地一兩酒浸擣汁和服夜半下燥矢六七枚天明復下一次乃與生脉散兩貼以後竟不服藥日進糜粥調養而大便數日不行魄門迸迫如火今用導法通之更與異功散調理而安

伏氣鬱發大劑涼膈治驗

巖商黄以寬風温十餘日壯熱神昏語言難出自利溏黒舌胎黒燥脣焦鼻煤先前誤用發散消導藥數劑煩渴恣飲不徹此本伏氣鬱發更遇于風遂成風温風温脉氣本浮以熱邪久伏少陰從火化發出太陽即是兩感變幻最速況兼風藥性升鼓激周身元

氣皆化為大傷耗真陰少陰之脉不能内藏所以反浮攷諸南陽先師原無治法而少陰例中則有救熱存陰承氣下之一証可借此以迅掃久伏之邪更幸其年壯質強已逾三日六日之期審其鼻息不鼾知腎水之上源未絶無慮其直視失溲也時歙醫胡晨敷在坐石頑相與酌用涼膈散加人中黄生地急救垂絶之陰服後下溏黑三次舌胎未潤煩渴不減藥力不勝也更以大劑涼膈大黄加至二两兼黄連犀角三下方得熱除於是專用生津止渴大劑舌胎方去津回渴止証始得愈

陰虚喘汗頭疼足冷治驗

濕温

吳百川子年二十餘素患夢泄十月間患傷寒頭疼足冷醫用發散消導而昏熱不除反加喘逆又用麻黄重劑頭面大汗喘促愈甚有謂邪熱入裡主用芩連或謂元氣大虛議用冬地石斛診之六脉瞥瞥按之欲絶正陽將脱之地急須用參附回陽遂疏回陽反本湯加童便以斂陽一劑稍寧三啜安卧改用大劑獨參湯加童便調理數日頻與稀糜而安

咽痛聲啞面赤肢冷治驗

徐君育素禀陰虛多火且有脾約便血証十月間患冬温發熱咽痛醫用麻黄杏仁半夏枳橘之屬遂喘逆倚息不得卧聲颯如啞

頭面赤熱手足逆冷右手寸關虛大微數此熱傷手太陰氣分也
與葳蕤甘草等藥不應為製猪膚湯一甌令隔湯頓熱不時挑服
三日聲清終劑而痛如失

陽縮精滑厥逆自利治驗

范振麟於大暑中患厥冷自利六脉弦細芤遲按之欲絕舌色淡
白中心黑潤無胎口鼻氣息微冷陽縮入腹精滑如冰問其病因
以晝寢席地受寒是夜走精二度忽覺顱脹坐起暈倒便四肢厥
逆腹痛自利胸中兀兀欲吐口中喃喃妄言與濕温之証不殊醫
誤為停食感冒而與發散消導藥一劑服後胸前頭項汗出如漉

背上愈加畏寒而下體如冰一日昏憒數次此陰寒挾暑入中手足少陰之候緣腎中真陽虛極所以不能發熱遂擬四逆加人参湯方用人参一兩熟附三錢炮姜二錢炙艸二錢晝夜兼進三日中進六劑決定第四日寅刻回陽是日悉屏姜附改用保元湯方用人参五錢黄芪三錢炙艸二錢加麥冬二錢五味子一錢清肅膈上之虛陽四劑食進改用生料六味加麥冬五味每服用熟地八錢以救下焦將竭之水使陰平陽祕精神乃治

胸前白斑中陽失職治驗

山陰令景昭侯弟介侯患時疫寒熱不已舌胎黄潤用大柴胡下

之煩悶神昏雜進人參白朮補中益氣熱勢轉劇頻與芩連知母不應石頑診之左脉弦數而勁右脉再倍於左周身俱發紅斑惟中脘斑色皎白莫審胸前斑子獨白之由其故由過服苦寒中焦陽氣失職所以色白法當透達其斑兼通氣化無慮斑色之不轉也遂用犀角連喬山梔人中黃晝夜兼進二服二便齊行而斑化熱退神清食進貽侯曦侯同時俱發並進葱白香豉人中黃連翹薄荷之類皆隨手而安

房勞感重舌焦發頤治驗

陳瑞之七月間患時疫似瘧初發獨熱無寒或連熱二三日或暫

可一日半日發熱時煩渴無汗熱止後則汗出如漉自言房勞後乘涼所致服過十味香薷九味羌活柴胡枳桔等十餘劑煩渴壯熱愈甚石頑診之六脉皆洪盛搏指舌胎焦枯脣口剝裂大便五六日不通病家雖病起于陰而寔熱邪亢極急與涼膈加黃連石膏人中黃得下三次熱勢頓減明晚復發熱煩渴與白虎加人中黃黃連熱渴俱止兩日後左頰發頤一晬時即平而氣結神昏此元氣下陷也仍與白虎加人參犀角連翹頤復焮發與犀角連翹升柴甘桔鼠粘馬勃二服右頤又發一毒高腫赤亮另延瘍醫治其外調理四十日而痊同時患此者頗多良由不明此為濕土之

邪初起失于攻下概用發散和解引邪泛濫而發頤毒多有腫發綿延以及膺脇肘臂數處如流注潰腐者縱用攻下解毒皆不可救不可以為發頤小証而忽諸

懷姙欬嗽咽痛血崩治驗

國學鄭墨林夫人素有便紅懷姙七月正肺氣養胎時而患冬溫咳嗽咽痛如刺下血如崩脉較平時反覺小弱而數此熱傷手太陽血分也與黃連阿膠湯二劑血止後去黃連加葳蕤桔梗人中黃四劑而安

懷姙嘔血腹痛下墜治驗

貳尹閔介眉甥媳素稟氣虛多痰懷妊三月因臘月受寒遂惡寒不食嘔逆清血腹痛下墜脉得弦細如絲按之欲絶與生料乾姜人參半夏丸二服不應更與附子理中加苓半肉桂調理而康門人問曰桂附半夏孕婦禁服而此竝行無礙何也曰舉世皆以黄芩白术為安胎聖藥桂附為隕胎峻劑孰知反有安胎妙用哉盖子氣之安危係乎母氣之偏勝若母氣多火冝與芩連母氣多痰冝與苓半母氣多寒冝與桂附務在調其偏勝適其寒温未有母氣逆而胎得安者亦未有母氣安而胎反墮者所以金匱有懷妊六七月胎脹腹痛惡寒少腹如扇用附子湯温其藏者然認証不

的不得妄行是法一有差誤禍不旋踵矣

經閉咳嗽昏熱痞悶治驗

陳鹿屛夫人素患虛羸骨蒸經閉少食偶感風熱咳嗽醫誤進滋陰清肺藥二劑遂昏熱痞悶石頑診之脉見人迎虛數而氣口濡細寸口瞥瞥而兩尺搏指此肝血與胃氣皆虛復感風熱之象與加減葱白香豉湯一服熱除痞止但欬則頭面微汗更與小劑保元湯調之而安

張石頑上仁淵祖道臺時疫大義

謹按時疫之邪皆從濕土鬱蒸而發土為受盛之區平時汚穢之

物無所不受適當歲氣併臨則從分野疎豁之隅蒸騰鬱發不異瘴霧之毒或發於山川原陸或發于河井溝渠人觸之者皆從口鼻流入膜原而至陽明之經脉必右盛于左盖濕土之邪以類相從而犯于胃所以右手脉盛也陽明居太陽之裡少陽之外為三陽經之中道故初感一二日間邪犯膜原但覺背微畏寒頭額暈脹胸膈痞滿手指痠麻此為時疫之報便與傷寒一感便發熱頭痛不同至三日已後邪乘表虛而外發則有昏熱頭汗或咽腫發斑之候邪乘裡虛而内陷或挾飲食則有嘔逆痞滿嘈雜失血自利吐蚘之候若其人平素津枯兼有停滯則有譫語發狂舌胎黃

黒大便不通之候平素陰虚則有頭面赤熱足脉逆冷至夜發熱
之候至於發呃發噦冷汗喘乏煩擾瘛瘲等証皆因誤治所致也
大抵傷寒之邪自表傳裡温熱之邪自裏達表疫癘之邪自陽明
中道隨表裏虚實而發不循經絡傳次也以邪既伏于中道不能
一發便盡故有得汗熱除二三日復熱如前者有得下裏和二三
日復見表証者有表和復見裡証者總由邪氣内伏故屢奪屢發
不可歸咎于調理失宜復傷風寒飲食外解無如香豉葱白連翹
薄荷之屬内清無如滑石芩連山梔人中黄之屬下奪無如硝黄
之屬如見發熱自利則宜葛根芩連胷膈痞滿則宜枳桔香附嘔

吐呃逆則宜藿香芩連衂血下血則宜犀角丹皮發斑咽痛則宜犀角牛蒡煩渴多汗則宜知母石羔愈後食復勞復則宜枳寔梔豉隨証加葳蕤茯苓丹皮芍藥之類皆為合劑而香豉人中黃尤為時疫之專藥豉乃黑豆所盦得濕熱之氣釀成敗穢之質故能引領内邪從巨陽蒸汗而解人中黃本甘草所製漬以滓穢專解藏府惡毒從下而泄同氣相求之妙莫過于此以其總解温熱時行外内熱毒也當知其証雖有内外之殊一皆火毒為患絕無辛温發散之例每見窮鄉無醫無藥之處熱極恣飲涼水多有決然汗出而解者此非宜寒涼不宜辛熱之明驗乎况當庚申金運北

政少陽相火司天之歲目今又在三氣之中主令客氣俱屬相火一切風燥辛熱皆不可犯每見時師用羌獨柴前蒼芷芎防之類引邪上達亢熱彌甚者以風燥之藥性皆上升横散如爐冶得鼓鑄之力也用朴半檳榔青皮木香等耗氣之藥胸膈愈加痞滿者揠苗助長之道也有下證已具而遲疑不敢攻下屢用芩連不應者此與揚湯止沸不殊也至於發狂譫語舌胎焦黑而大便自利證寔脉虛不可攻者及煩熱痞悶冷汗喘乏四肢逆冷六脉虛微不受補者皆難圖治也時疫變證多端未能一一曲盡謹陳大略數則庶不負憲恩之澤及黎庶垂問芻蕘

新增時行濕温証治方

活人人参敗毒散　治時疫初起壯熱寒疫汗後熱不止

人参　羌活　獨活　柴胡

前胡　川芎　枳殼　桔梗

茯苓各一錢　甘草五分　人中黄更妙

右用生料作一劑加生姜二片水煎去滓日二服　一方加薄荷少許　本方加陳倉米名倉廩湯治疫痢　口乾舌燥加黄芩　脚氣加大黄蒼术　膚痒加蟬蜕

喻嘉言曰暑濕熱三氣門中推此方為第一三氣合邪豈易

當哉其氣互傳則為疫矣方中所用皆辛平更有人参大力者荷正以驅邪病者日服二三劑使疫邪不復留詎不快哉

又曰外感體虛之人汗之熱不退下之熱亦不退大熱呻吟津液灼盡醫者技窮正為元氣已漓故藥不應乎倘元氣未漓先用人参三五七分領藥深入驅邪何至汗和不應耶東垣治內傷外感皆如此

又曰嘉靖己未江淮大疫用敗毒散倍人参去前胡獨活服者甚效萬曆己卯年大疫用本方復效崇禎辛巳壬午大飢大疫汗和藥中惟加人参者多活更有發斑一証最毒惟加参于消斑藥中全活甚衆

愚謂喻氏之論皆在兵荒之後飢饉荐至民不聊生飲食不時脾胃先傷故用人參回元氣于無何有之鄉用而輙效若承平之世又須斟酌矣不可以一例施也

張石頑曰此治時疫初起煩熱痞悶之証然服之多有毒邪驟發其勢轉甚者蓋驟發則毒易傳化但不知者以為反增其困耳又寒疫屢發不解亦咸用之以正虛不補邪終不化所以昔人有云敗毒散主治在時疫之先又可用于寒疫之後誠格言也

大羌活湯　濕温

羌活一錢　獨活　防已酒洗　防風酒洗

黄連酒洗　黄芩酒洗　蒼术泔浸炒　白术生

川芎　細辛　炙艸各六分　生地三錢

知母錢半　生姜三片　大棗二枚

二活二防黄二术
芎辛知艸地芩連

右水煎熱服無時

節菴去防已二术連知加柴胡白芷石羔黑豆

張石頑曰兩感有表裡之殊無陰陽之異傳經者皆為陽邪一于升陽散熱滋養陰藏則感之淺者當或可平故易老于不治之中而求可治之策也

葶藶苦酒湯　治屢下熱不解

葶藶三錢研　苦酒一合即米醋　生艾汁一合擣取汁如無以乾艾洗

右水煎作三服探吐取汗

張石頑曰屢下熱不解陰津隨汗外亡而陽熱轉亢故取苦酒之酸收葶藶之下泄以承領陰氣內入更兼艾汁以發越陽邪使陰氣內蔵陽熱外散一舉而兩得之惜乎世所不解也

導赤瀉心湯　治熱傳手少陰神昏

黃連酒洗　黃芩酒洗　山梔薑汁炒黑　滑石碎

知母（拌鹽酒）　犀角　甘艸（生）　人參
麥冬　茯神（各一錢）　生姜（三片）　大棗（三枚擘）
右加灯心為引，水煎熱服。（益元梔茯苓連知母參犀姜枣灯麦）

香蘇散（局方）　治感冒非時邪氣難分六經証者
香附（姜汁浸炒）　紫蘇（各二兩）　陳皮（去白一兩）　炙艸（五錢）
右為散，每服半两，水煎去滓，日三服，以汗出熱除為度。（或加葱豉）

芎蘇散（澹寮）　治非時感冒
蘇葉　柴胡（各二錢）　川芎　葛根
枳殼　桔梗　陳皮　半夏

茯苓各一錢　甘草七分　生姜三片　大棗一枚

右水煎去滓熱服温覆取微汗　芎蘇枳桔兼柴葛　姜棗仝煎合二陳

張石頑曰按此為治非時感冒之首劑非正傷寒藥也方中芎蘇柴葛四味為通治三陽經外感藥而獨推芎蘇二味名方者其重在于邪傷血分也更合之以二陳而無引賊破家之虞宜乎世所共推也其（元戎）參蘇飲方即此湯去川芎柴胡而易人參前胡木香之製其主在于氣分也昔人有用芎蘇散不解用參蘇飲即解之說意在人參有兼補之功殊不知其氣血兩途也　參蘇枳桔前香葛　姜棗仝煎合二陳

濕温

葛根葱白湯　治温熱頭痛如破

川芎二錢　葛根　芍藥　知母各錢

葱白四根連鬚　生姜三片

右水煎温服痛未止再服

本方去知母加甘艸大棗名增損葛根葱白湯治感冒頭痛

連鬚葱白香豉湯　治感冒頭痛如破

連鬚葱白七个　香豉一合炒　生姜一兩

右水煎温服日三覆取微似汗不汗加蘇葉

藿香正氣散　治四時不正之氣挾食及瘴濕霍亂

廣藿香葉　白术轉筋換木瓜　厚朴姜製　白芷痰食氣滯換木香
陳皮各八分　半夏錢半口渴去之　茯苓　桔梗各一錢
大腹皮姜湯泡　蘇葉各一錢汗去之　甘艸五分嘔吐去之
右用生料作一劑加生姜三片大棗二枚水煎去滓熱服無
時熱多加黄連寒多加乾姜寒甚少加附子
張石頑曰此本不換金正氣散而立方中腹皮乃傳寫之訛
當遵古方用蒼术為是專治一切不正之氣非正傷寒藥也
太陽病惡寒發熱頭疼骨節痛用之先虛正氣雖汗出亦不
解故元氣虛人并夾陰傷寒發熱脉沉足冷者禁服

義按香蘇散以下五方爲感冒而設至於濕温重証其不可發汗者固難于施用矣若視爲發散之套方不細審脉証隨手酬應其誤必多試觀張氏所論自不敢輕于投劑矣

温熱朗照卷之八目録

吴趋冩亭繆遵義纂述

時行瘟疫分條揔録

集補瘟疫分條診治方

古今名醫治驗

周氏集補時行瘟疫診治方

新增時行瘟疫診治方

姪孫淞手抄

天牝即老子所謂玄牝男子病穢氣出于口中女子病穢氣出于陰以雄黃末塗鼻孔以辟穢入診出引嚏六七個

素問遺篇刺法論曰五疫之至不相染者正氣內存邪不可干避其毒氣天牝鼻也從來復得其往氣出于腦嚏也即不干邪氣出于腦即先想心如日欲將入于疫室先想青氣自肝而出左行于東化作林木次想白氣自肺而出右行于西化作戈甲次想赤氣自心而出南行于上化作焰明次想黑氣自腎而出北行于下化作水次想黃氣自脾而出存于中央化作土五氣護身之畢以想頭上如北斗之煌煌然後可入于疫室　按避疫之法必節欲節勞并勿忍飢以近其氣方可無慮

温熱朗照卷之八

時行瘟疫分條總錄

義按瘟疫之發喻氏謂因病致死病氣尸氣混合不正之氣斯名為疫而病氣尸氣之所以瀰漫充塞者多在兵荒飢饉之後當春夏之交三氣併臨偕病氣尸氣水土穢濁之氣交鬱互蒸上混蒼天清淨之氣合而為一人在氣交之中口鼻所吸受浸灌滋潤深入藏府其元氣薄弱者不能禦邪一染即病一病即死〻亡枕籍而毒氣漫延以至沿門闔境均被其害此生人之大劫而醫治之不容緩矣憶昔古聖制字原

𥁕仁也以食食囚 洛外之仁

溫水名在河內

今皆假借吳其本義自明以来六書之義久失其傳為醫之道正不必索引字書然於趙養葵所著醫貫中引易經引仁義禮智信等言真與談性命尤為可嗤

有深意温字從水從日從皿皿之象為地人物之載於地猶在器中得日為之照臨而有水以和之則不至於亢有温之義焉故温非病也温太過斯為病至於去水而謂之瘟則烈日炎蒸熯其乾矣故治温以救陰為急救陰即所以制邪陽也張石頑曰治疫當以熱除邪浄為度不可牽制其虛也則硝黃之下即所以救陰而芩連之清亦所以存陰也又曰惟下元虛人非生料六味補其真陰則不能化其餘熱此即逍養葵之意治病者雖不必泥于其方然用之而參以活法未始非救敗之一策不可棄也

林北海題喻嘉言疫論序

張鳳逵之著傷暑全書也翻古人之成案妙生心之化裁可謂善於立言者矣第疫証引說不明關係醫學不小雖以東垣之淵通丹溪之博洽亦隨俗相沿未有確解近喻嘉言先生以通今博古之才著開天闢地之論掃叔和之櫼闡仲聖之奧獨標新義從來迷謬渙然冰釋至於治法高出千古直發前人所未發誰謂今人不及古人之精乎故附刻之用告業醫之士為蓋天地以生物為心寒熱溫涼四氣遞運萬古不易人生其間感觸寒暑而病者皆其起居無時飲食不節氣虛體弱自行犯之非寒暑之過也然亦

不過千百中之一二耳若以寒暑為殺厲之氣觸之即病則人無噍類矣豈天地生人自然之道哉至非其時而有其氣謂之不正之氣則可謂之疫氣則非也何也不正之氣人感之者有病有不病未可一概論也若夫疫氣則不論富貴貧賤老幼男女強弱屋宇沿門闔境傳染相同人無得免者此惟大兵大荒之後有之而飢饉之年尤甚流離滿野道殣相望或趨鄉鎮或集郡邑或聚都城安置失所賑濟寡術九重萬里呼籲無門三五為羣死無虛日千百一塚埋藏不深掩蓋不厚時至春和地氣轉動浮土塌陷白骨暴露血水汪洋死氣尸氣濁氣穢氣隨地氣上升混入蒼天清淨

疫役也民皆疫之下二句用癘氣尚可

之氣而天地生一物之氣變為殺物之氣無形無影無聲無臭從口從鼻而入直犯藏府正氣閉塞邪氣充斥頃刻云亡莫可救药說文云疫者民皆病也厲鬼為灾斯名疫耳禮記云孟春之月先王掩骼埋胔正以是月天氣下降地氣上升誠恐骼胔穢惡之氣隨天地之氣升降混合為一有害人物故掩埋之此預補造化天無功也蓋以人在氣交之中如魚在水一毫渣滓混雜不得設川澤潑灰池塘入油魚鮮有得生者人受疫氣何以異此是以自古聖君賢相參贊化育燮理陰陽消弭疫端于平日捍災禦患煮粥施药救濟疫害于臨時人無横夭世躋雍熙文人解為澤及枯骨

失其旨矣詎春月當澤及枯骨而夏秋冬之枯骨遂不當澤及哉近有好事之輩設立壇厰每於小兒出痘之年購求夭亡屍骸雖經埋瘞亦必刨出堆集如山架火焚燒烈焰張熾腥聞于天神人掩鼻毒氣熏蒸惡味氤氳流行傳染以致嬰孩生出一等怪証似痘非痘似疹非疹似斑非斑一二日間即陟危篤雖有良醫莫敢措手共相詫愕咸謂天生異災不知致此之由頻年以來寃枉赤子何啻數萬雖城二三十里即無此証豈非明驗歟嗟乎異端妖術惑世誣民昧者反以為善聚衆斂財此倡彼和奔走如狂揆之先王掩骼埋胔之義不大相乖舛耶因序疫証而並及之以望世

之學醫者加之意焉

周禹載論疫

疫之行于天地間久矣而人之治之者未之知也治之而適奏其效者亦未之知也觀周禮方相氏所掌儺以逐疫則疫者氣為之也惟氣故為害從口鼻入雖然六淫之氣皆氣也而風寒暑濕燥火之病不聞有沿門闔閭相染觸發者何也六淫之氣日留于天地之間偏勝則病且人之病之者每因于已之所不勝以淫于所勝而不獨天地之氣足以害之也若疫則古今來雖有是証而天地間寔無是氣或曰天之風雨不時地之濕濁蒸動又因骼胔之

掩埋不厚遂致大陵積尸之氣隨天地之升降者飄泊遠近人在氣交中無可逃避感之而病而死於是更增一種病氣尸氣流行其間復相漸染至久弥甚矣故從来疫癘行于兵荒之後居多不但人之中氣先弱也良由所積之穢氣特甚耳乃數千年来説鬼説夢賴嘉言先生援經據古特標藴義我北海林夫子引伸觸類指點治法豈非功在萬世者乎但嘉言自詡于平脉篇中已見一斑謂清邪中于上焦濁邪中于下焦云云以為此即是仲聖論疫後来之信也天下穢惡之氣至疫則為毒極矣人犯之者三焦混淆内外無間不分表裡直行中道然究竟今古恒變未有定情而

中上中下之說仲聖寔論濕氣之脉如是而後入府入藏游行經絡便有種々危証祇因三焦相混內外不通等語有似乎疫而寔無涉也此嘉言善讀書處能開發人之聰明譬之茫無畔岸借為指南則可謂竟為疫之脉証則甚謬矣然則如世俗所稱大頭瘟者下非不病也特甚于上耳所稱疙瘩瘟者內非不病也特現於外耳又所稱蝦蟆瘟者腹非不病也特痺于喉耳其他証顯多端要以寒涼解毒則一施治之法先上先下從內從外可以因証起悟後惟奉吳又可先生書為主治餘採集諸方以相裨佐俾後之學者豁然心目云

瘟疫　卷八

太無神术散即平胃散加藿香石菖蒲　治感山嵐瘴氣憎寒壯熱一身盡痛頭面腫大瘴瘧時毒吴鶴皋曰但理脾胃而解瘴之妙自在其中不愧為丹溪之師矣

集補瘟疫證治方

大頭瘟

大頭瘟者天行之厲氣也濕熱傷高巔之上必多汗氣蒸初則憎寒壯熱頭面腫甚目不能開上喘咽喉不利舌乾口燥不速治十死八九宜普濟消毒散如大便硬加酒蒸大黄一二錢緩〻服作丸噙化尤妙若額上面部焮赤面腫脉數者屬陽明本方加石羔内寔加大黄若發於耳之前後并額角旁紅腫者此少陽也本方加柴胡栝蔞根便寔亦加大黄若發于頭腦項下并耳後赤腫者此太陽也荆防敗毒散去人

參加芩連甚者砭針刺之

又四時疫癘天行大頭並宜用人中黄散輕者只用芩連甘艸煎成頻服不効加鼠黏子芒硝微利之不必大劑攻毒也

普濟消毒散　治天行大頭濕蒸多汗

黄連　黄芩酒炒　人參　黒參

生艸　桔梗　連翹　牛蒡子炒研

升麻　白芷　馬勃各一錢　殭蠶炒七分

柴胡　板藍根如無以青黛代之

右為末半用水煎去滓食後徐服半用蜜丸噙化就卧以令

藥性上行也
一方無人參氣虛脉弱加人參大便祕少加酒大黄
節庵于普濟消毒飲中去人參升麻白芷黑參殭蚕馬勃藍
根加川芎羌活防風荆芥射干姜汁竹瀝名芩連消毒飲
張石頑曰芩連消毒飲藥雖異而功效不殊其用大黄必須
酒洗如鳥在高巔惟射以取之也

捻頸瘟

捻頸瘟者喉痺失音頸大腹脹如蝦蟇者是也宜荆防敗毒
散

荆防敗毒散　治捻頸瘟咽喉腫痛腹脹暴証

羌活　獨活　前胡　柴胡

人参　甘艸人中黄更佳　枳殼生　桔梗

茯苓　川芎　牛蒡子　薄荷

荆芥各一錢　防風錢半

右水煎去滓緩服臨服加瑩白真金汁一盃尤效

本方去人参茯苓枳殼桔梗獨活薄荷加連翹紅花升麻歸尾穿山甲名連翹敗毒散治發頤

瓜瓤瘟

瓜瓤瘟者胸高脇起嘔血如汁者也宜生犀散

生犀飲　治疫癘初起嘔血眩暈

犀角鎊二錢　蒼朮一錢泔浸麻油拌炒　川連一錢　黃土五錢

金汁半盞　芥茶葉一大撮

右水煎去滓入金汁攪和日三夜二服

大便結加大黃渴加栝蔞根虛加鹽水炒人參表熱去蒼朮

黃土加桂枝黃連便膿血去蒼朮倍黃土加黃柏便滑以人

中黃代金汁

楊梅瘟

楊梅瘟者徧身紫塊忽然發出黴瘡者是也清熱解毒湯下人中黄丸并刺塊出血

人中黄丸　治瘟疫諸熱毒

大黄三兩酒浸　人中黄如無以坑垢代　蒼朮去皮麻油炒　滑石各二兩

人參　黄連酒洗　防風五錢　香附ク炒兩半姜汁拌

一方多黄芩一兩桔梗二兩

右神麹為丸氣虚四君子湯送血虚四物湯送痰甚二陳湯送熱甚童便送通用清熱解毒湯送二三服

張石頑曰此方專以伊尹三黄大解濕熱疫癘之邪其奥妙

全在人中黄一味以汚穢之物同氣相求直清中上汚穢熱毒合滑石益元之製則兼清滲道用蒼术香附者宣其六氣之欝也用桔梗者清其膈上之氣也用防風者開其肌腠之熱也十味祛邪散毒不得人參鼓舞其氣無以逞迅掃之力也用神麯為丸者取其留中而易化也更須清熱解毒下之捴解内外之熱略取生姜之辛以行諸葯之性散諸經之毒耳

疙瘩瘟

疙瘩瘟者發塊如　瘤徧身流走旦發夕死者是也三稜針

刺入委中三分出血乃服人中黄散

人中黄散　治大頭瘟及疙瘩瘟

辰砂　雄黄各錢半　人中黄一两

右為末每服二錢薄荷桔梗煎湯下日三夜二服

作人中黄法以竹筒留節去皮旁開一孔入滿甘艸末杉木塞孔臘月浸大糞池庄月餘掠乾候用

絞腸瘟

絞腸瘟者腸鳴乹嘔水泄不通者是也探吐之宜雙解散

雙解散　治温熱病表裡大熱瘟疫

防風 麻黄 薄荷 川芎

連翹 當歸 白芍生 大黄酒洗

芒硝各半兩 石羔 黄芩酒洗 桔梗各一兩

甘艸二兩炙 白术姜汁拌匀炒 荆芥 山梔各二兩半

滑石三兩

右為散每服三錢加生姜三片水煎去滓温服

張石頑曰此本涼膈合通解而易白术加芎歸芍荆防桔即通聖合益元之製也按通聖為中風門中專方而中風多是邪乘虚入萬無表裡俱寔之証即大便燥結亦屬血枯風

祕用此甚難惟温病熱病內外邪甚者乃為合宜蓋防風麻黃解表葯也風熱之在皮膚者得之由汗而泄荊芥薄荷清上葯也風熱之在巔頂者得之由鼻而泄大黃芒硝通利葯也濕熱之在腸胃者得之由後而泄滑石梔子水道葯也濕熱之在決瀆者得之由溺而泄熱淫于膈肺受熱邪石羔桔梗清肺葯也而連翹黃芩又所以祛諸經之遊火風熱為患肝木主之川芎歸芍和肝血以息風熱而甘艸白朮又所以和胃氣以健運脾土能勝濕熱禦風火故也方中倍用益元者以伏氣所蒸之濕熱使半從肌表而泄半從滲道而利也

故大便通者硝黃自可勿用有微汗者麻黃即可勿施而濕熱欝發未有小便不黃赤者雙解之義寔在發汗利小便耳昔人但知守真長于治火不知其寔開溫熱病之法門也

軟脚瘟

軟脚瘟者便清泄白足腫難移者是也即濕溫

蒼术白虎湯見前

玳瑁瘟

洪德敷女於初冬發熱頭痛胷滿不食已服過發散消導葯四劑至第六日周身痛楚腰中疼痛不時奔響屢欲圊而不

可得口鼻上唇忽起黑色成片光亮如漆與玳瑁無異醫者大駭辭去石頑診之喘汗脉促神氣昏憒雖証脉俱危喜其黑色四圍有紅暈鮮潤如痘瘡之根脚緊附如綫他處肉色不變遂先與葛根黄芩黄連湯加犀角連翹荆防紫荆人中黄觧其肌表毒邪俟其黑色發透乃以涼膈散加人中黄烏犀微下二次又與犀角地黄湯加人中黄之類調理半月而安　此証書所不載惟龎安常有玳瑁瘟之名而治法未備人罕能識凡誤用發散消剋藥過多胃氣告匱及口目鼻孔流鮮血皆不能救一月間親歷此証十餘人大抵黑色枯焦

不澤四圍無紅暈而灰色白黯者皆不可救其黑必先從口鼻至權顴目胞兩耳及手臂足脛甚則胷腹俱黑從未見于頷上肩背陽位也有黄姓者患傷寒半月道經吳門露卧受寒恣飲燒酒發熱服藥行過兩次熱勢略減而神昏不語不時煩擾見其唇舌燥裂以開水與之則嚥不與則不思察其兩寸瞀々虛大關寸小弱按久六脉皆虛曰此訑熱傳手少陰心經也與導赤瀉心湯神識寧一日夜又進二貼便溺自知次早復診脉靜神安但與小劑五苓去桂易麥冬二貼頻與稀糜許其收功

赤膈

赤膈者胸膈赤而疼痛發熱頭疼骵痛或肩脇赤腫發疱屬少陽風熱非正傷寒也宜荆防敗毒去人參加芩連犀角紫荆皮主之若表證已退大便燥結涼膈散若半表半裡合小柴胡去參加枳桔又宜三稜針刺腫處出血以瀉其熱毒則易愈矣

黄耳

黄耳者耳中策策痛而耳輪黄風入于腎也卒然變惡寒發熱脊強背直如痙狀此屬太陽類傷寒也宜荆防敗毒去參

甚則小續命去附子加白附蔓荆殭蠶天麻更以苦參或骨碎補磨水滴耳中良

小續命湯　治中風外有六經表証及風痺脚氣

麻黄去根節泡　桂枝　炙草　杏仁炒研

芍葯酒洗　川芎　防風　人參

黄芩各一錢四分　防已二錢酒洗　製附子七分

右作二劑每劑加生姜五片大棗一枚水煎温服

張石頑曰此本古今録驗續命湯去當歸石羔乾姜而加黄芩白芍防已防風附子姜棗之製也以其無分經絡不辨虚

實寒熱故易老有六經加減之例按吳鶴皋曰此方治中風未詳其證麻黃杏仁麻黃湯也仲師治太陽證之傷寒桂枝芍藥桂枝湯也仲師治太陽證之傷風如此言之則中風而有頭疼身熱脊強者皆在所必用也人參甘艸四君子之二也局方用之以補氣芍藥川芎四物湯之二也局方用之以養血如此言之則中風而有氣虛血虛者在所必用也風淫末疾故佐以防已防風陰淫寒疾故佐以附子陽淫熱疾故佐以黃芩蓋病不單來襍揉而至故其用藥亦兼該也至于痓病脚氣等類傷寒證往往借用此方然必按證增損始為

瘟疫　卷八

合宜談不辨表裡虛實而妄投之寧無耗血傷精（津）抱薪救火之患乎

目赤黑

脉數無熱微煩嘿嘿欲卧汗出初得之三四日目赤如鳩眼七八日目四眥黑若能食者膿已成也赤豆當歸散

按此証乃目瘍也當未成膿時毒氣未出故腹滿不能食及膿成毒出則腹舒故能食也

赤豆當歸散

赤豆三升　當歸二兩

赤豆浸令芽出曝乾

淞案此証仲聖列之狐惑之後想必因虫蝕于陰而屬于肝而肝開竅于目故目赤黑也狐惑証目不得閉肝熱可知尤在涇指為肝癰之候究屬臆説

共為末漿水服方寸匕日三服

陽毒

面赤斑斑如錦紋咽喉痛吐膿血五日可治七日不可治

升麻鼈甲湯

升麻二兩　當歸一兩　蜀椒炒一兩　甘草三兩

雄黃半兩研　鼈甲炙一片

水四升煑取一升頓服

陰毒

面目青身痛如被杖咽喉痛五日可治七日不可治

升麻鼈甲湯

去雄黄蜀椒

李念莪曰觀陰陽二毒竝用一方已可異矣及陽毒宜行凉劑反用雄黄蜀椒温熱之葯陰毒宜行温劑反去雄黄蜀椒温熱之葯則知此証感天地惡毒之異氣非傷寒餘疾昭然可見乃後賢不察却以大寒治陽　毒以大熱治陰毒於仲師之旨不啻徑庭矣又攷此方六味莫非解毒之品即當帰一味亦導引諸解毒藥敷布于徧體者也

頤毒

傷寒汗出不徹熱遺少陽結于耳後或耳下其形鞕腫者名曰發頤見之速宜消散緩則成膿為害連翹敗毒散若脉浮數能食者易治若沉緊或牢革反大發熱不能食者難治腫連面上者必加白芷葱白以通陽明之經若大便燥寔加酒大黄外用赤小豆末雞子清調敷慎不可用寒涼葯若發即隐下不能起發者真氣内之毒邪内陷冣危之兆若連發數處如流注者多不救也　可消者用連翹敗毒散若不可消者不問已破未破俱用内托消毒散

連翹敗毒散　治發頤耳後或耳下腫硬宜速消之緩則成膿

連翹　梔子　羌活　元參
薄荷　防風　柴胡　桔梗
升麻　川芎　當歸　芍葯
黃芩　牛蒡子各等分
水煎熱服　渴加天花粉　面腫加白芷　項腫加
威靈仙　便秘加大黃穿山甲　虗加人參

消毒圍葯

黃連　黃芩　黃柏　大黃
梔子　雄黃　白芷　白蘞

芙蓉葉　大薊根　赤小豆　南星

歸尾　朴硝　五棓子　半夏

右為細末，用五葉藤、腦見腫消艸、野苧麻根三件擣汁，入苦酒少許，調勻敷之，留頭出毒。

托裡消毒散　治發頤有膿不消，已破未破皆可服。

黄芪　連翹　白芷　羌活

川芎　歸尾　赤芍　防風

桔梗　柴胡　皂角刺　金銀花

艸節各一錢

水煎服

李念莪曰按足少陽之脉從耳後入耳中故發頤一証其邪在膽〻為半表半裡之經不可汗不可下不可吐若誤行汗吐下者邪伏本經多為發頤當其未成也以涼葯消之以風葯散之連翹敗毒散是也及其既成也以補葯托之以升劑提之托裡消毒散是也將潰未潰之際既恐其蔓延又恐其難潰故以解毒消腫之劑防閑之消毒圍葯是也先後緩急之序大須詳審不得草〻

内癰

傷寒邪熱不散遊溢經絡出入藏府熱氣所逼則為癰膿又厥逆脉數其熱不罷者此為熱氣有餘必發癰膿若邪熱遊于經絡則發外毒出入藏府則為內癰急宜消散為主稍遲則膿成難愈

肺癰

經曰火剋西方金法當癰膿其証欬而喘滿咽燥不渴多唾濁沫時々振寒熱之所過血為凝滯蓄結癰膿吐如米粥始萌可救膿成則死又欬逆上氣時々唾濁坐不得眠皂莢丸主之欬而胸滿振寒脉數咽不渴時々濁唾腥臭久々唾膿

如米粥者桔梗湯主之肺癰不得卧葶藶大棗瀉肺湯主之又肺癰胸滿脹一身面目浮腫鼻塞清涕出不聞香臭辛酸欬逆遺溺喘鳴迫塞先服小青龍一劑乃進葶藶大棗瀉肺湯三日一服可服至三四劑大抵初起慎不可用保肺藥淂補則助邪成膿也所以宋人十六味桔梗湯葶藶薏苡瀉肺湯皆為合劑潰後膿盡方可用異功生脉加歸芪以斂之排膿用金鯉湯妊婦尤宜以活鯉魚一尾重四五兩者去腸入貝母末一錢在腹白童便一碗隔水頓熱去鱗骨作二三次并汁食之七日當效又肺癰初起陳芥虀汁吐之屢效其脉

搜膿散黄芪白芍白芷等分作湯散俱可

初起不宜大數潰後最忌短濇脉來緩滑面白者生急疾面赤者死又脉忽大忽小者死痿軟如平人者死忽然屈伸者死真氣敗也面白或黑或赤者死聲啞啞者死性急躁求速愈者死　傷寒緒論

皂莢丸　治肺癰初起　金匱

皂莢八兩刮去皮弦去子酥炙焦

為末煮棗肉為丸菉豆大桔梗湯下五七丸日三夜一服

張石頑曰肺中痰積膠結不解則或欬或喘或痞或癰非此不足以洗滌垢膩來甦膏千緡湯等方之祖也

葶藶大棗瀉肺湯 金匱

葶藶熬令黃色搗丸如彈子大　大棗十二枚擘

右水三升煮棗取二升去棗內葶藶煮取一升頓服

千金葦莖湯治欬有微熱煩滿胸中甲錯是為肺癰　葦莖即大芦管節二升米仁半升桃仁五十粒絲瓜子半升先煮葦莖去渣內諸藥再服當吐膿　魏柏鄉瓜瓣用冬瓜仁米仁有粳糯之分糯者下氣敢膿粳者利水瀉滿

十六味桔梗湯　治肺癰寔熱吐穢痰

桔梗　薏苡姜湯泡去油氣　蔞仁去油　百合

當歸　桑白皮蜜酒拌蒸　地骨皮酒洗　枳殼以上各錢半

葶藶炒、研分酒　五味子碎　貝母　知母酒炒

甘草節生　防已酒洗　黃芪酒拌生用　杏仁研各五分

右水煎緩緩服

葶藶薏苡瀉肺湯　治肺癰初潰唾膿血

薏苡五錢　貝母一錢六分　甘草節錢半　陳皮一錢二分

黃芪酒拌分炒　桔梗　忍冬　白芨各一錢

葶藶酒炒研八分　生姜

初起去黃芪白芨加防風潰後膿盡加人參久不斂去葶藶加合歡皮　合歡皮即黃芪皮非合歡樹之皮也

胃脘癰

若胃脘隐痛而手不可　近右關沉細人迎逆而盛者胃脘癰也馬仲化云胃為水穀之海其經多氣多血脉見右關本

宜洪盛而反沉細則是胃氣已逆人迎者胃經穴名在結喉兩旁動脈應其脈見於左寸今右關沉細人迎甚盛則是熱聚胃口而不行耳經曰熱聚胃口而不行胃脘為癰胃脘為胃屬陽明經陽明氣逆則嘔故膿不自欬出而從嘔出是膿之瘀濁薰蒸穀氣故嘔若膿出則嘔自愈夫癰之在胃脘上口者則然若過乎中在膈之下者膿則不從嘔出而從大便出矣所以今世槩用涼膈散治之若膿血自上而吐當用射干湯深得其旨也

射干湯　治胃脘癰唾膿血

腸癰有大小之分小腸為心之合而氣通于血脈大腸為肺之合而氣通于皮毛故小腸癰脈數身無熱大腸癰則時時發熱自汗出復惡寒也金匱用薏苡附子敗醬散治小腸癰方用薏苡十分附子二分敗

射干去毛酒洗　梔子仁炒黑　升麻各一錢　赤苓

赤芍各二錢　白术錢半姜製勿炒

右水煎去滓入地黃汁少許再煎服

腸癰

孫真人云腸癰為病小腹重強按之則痛小便如淋時時汗出惡寒身皮甲錯腹皮急腫脹大轉側有水聲此膿已成或遶臍生瘡或膿從臍出或從大便而下皆因飲食不節所致無論已成未成俱用大黃牡丹湯加犀角急服之小腹痛而腫滿不食小便不利膿壅滯也用薏苡丹皮桃仁蔞仁煎服

醬五分杵為散取方寸匕以水二升煎減半頓服小便當下敗醬一名苦菜治暴熱火瘡排膿破血薏苡利腸胃破毒腫用附子者假其辛熱以行鬱滯之氣也

以排之若膿從大便出者為直腸癰易治若從臍中出者為盤腸癰難治經云腸癰為病不可驚〻則腸斷而死故患是証者其坐臥轉側理宜徐緩時少飲薄粥及保元湯固其元氣為主準繩云凡腸癰初起發熱惡寒腹中疞痛人鮮能辨因循不識誤作脹治致毒內攻煩躁口乾時〻驚悸陰器腐爛臭敗無膿每流污水不可治也昔有患腸癰發熱者庸醫作傷寒治之絕其飲食旬日而斃垂斃之日下膿血數升方知是癰欲救已無及矣傷寒緒論

金匱大黃牡丹湯 治大腸癰尤在涇曰已成未成皆得主之故曰有膿當下無膿當下血

大黃一兩　牡丹三錢　桃仁五十粒研　甜瓜子一兩研（或用冬瓜子）

芒硝五錢

右水六升煮取一升去滓内芒硝再煎頓服之

義按内癰一門瘍科所司者也疫邪餘毒其遊于經絡者則發于外而為頤毒其出入藏府者則結于内而為肺癰等證司事者委其任于瘍科敗則歸其咎而推其所以致此者卻非其罪夫去疾莫如盡不盡則萌櫱之生潛滋暗長後遂有不可制者矣　義叙瘟疫證而以此二條附于後斯知疫邪之流毒有如此者醫誠能先事豫防務絕根株不啻飲上池水

可為生人立命矣

古今名醫類案治驗

因疫發腫黑豆甘艸治驗

靖康二年京師大疫有異人書一方凡因疫發腫者服之無不效方用黑豆二合炒令香熟甘艸二寸炙黄水二鍾煎半時呷之

面赤聲啞飲水汗愈治驗

成化二十一年新野疫癘大作死者無虛日鄰人樊滋夫婦卧牀者已數日矣余自學來聞其家人如殺羊聲急往視之見數人用棉被覆其婦牀下致火一盆令出汗其婦面赤聲啞幾絶余叱曰

急放手不然死矣衆猶不從乃強拽去被其婦躍起倚壁坐口不能言問曰飲涼水乎頷之與水一碗一飲而盡始能言又索水仍與之飲畢汗出如洗明日愈或問其故曰彼發熱數日且不飲食腸中枯涸矣以火蒸之速死而已何得有汗今因其熱極投之以水所謂水火既濟也得無汗乎觀以火然枯鼎雖熱而氣不升注之以水則氣自來矣遇此等証不可不知

熱入血室三合奇法治驗

虞恒德治一婦年二十九三月間患瘟疫証病三日經水適來發熱愈甚至七八日病劇胸中氣築作痛莫能臥衆醫技窮入夜迎

翁至病者以棉花盛袋托背而坐於牀令婢摩肩不息六脉俱微數而無倫次又若蝦遊狀翁問曰恐下早成結胷耳主人曰未也翁曰三日而經水行致中氣虚與下同乃用黄龍湯四物湯小陷胸　湯共為一劑加姜棗煎服主人曰此葯何名虞曰三合湯也一服諸証悉減再服熱退病安又因食粥太多復病熱作内傷治用補中益氣湯出入加減調理而愈

疫出兩感清暑益氣治驗

汪石山治一人年弱時房勞後忽洒洒惡汗自汗發熱頭背胃脘皆痛唇赤舌強嘔吐眼胞青色醫投補中益氣午後譫語惡　熱

小便長初日脉皆細弱而數次日脉則浮弦而數醫以手按臍下痛議欲下之遣書來問汪曰此疫也疫出兩感內傷重外感輕耳臍下痛者腎水虧也若用利藥是殺之耳古人云疫有補有降有散茲當合補降二方以治用清暑益氣湯除蒼术澤瀉五味加生地黃芩石膏服十餘貼而安

火盛脉伏連翹涼膈治驗

壺仙翁治文學張徵伯病風熱不解時瘟疫大行他醫診其脉兩手俱伏曰此陽證見陰不治欲用陽毒升麻湯升提之翁曰此風熱之極火盛則伏非陰脉也升之則死矣卒用連翹涼膈之劑一

服而愈

時疫盛行用參多活治驗

崇正壬午癸未時疫盛行道殣相望發汗和中葯内惟用人參者多活

邪客心肺天方消毒治驗

泰和二年四月民多疫癘初覺憎寒壯熱體重次傳頭面腫盛目不能開上喘咽喉不利舌乾口燥俗云大頭傷寒諸藥雜治莫能愈漸至危篤東垣曰身半以上天之氣也邪熱客于心肺之間上攻頭面而為腫耳用普濟消毒散如法服之活者甚衆時人皆曰

天方謂天仙所製也

大頭瘟疫上熱下寒治驗

羅謙甫治中書右丞姚公茂六旬有七宿有時毒至元戊辰春因酒再發頭面耳腫而痛耳前後腫尤甚胷中煩悶咽嗌不利身半以上皆　寒足胫尤甚由是以床相接作坑身半以上卧于床身半以下卧於坑飲食減少精神困倦而體弱命羅治之診得脉浮數按之弦細上熱下寒明矣内經云熱勝則腫又曰春氣者病在頭難經云蓄則腫熱砭射之也蓋取其易散故也遂於腫上約五六餘刺其血紫更如露珠之狀頃時腫痛消散又於氣海中大艾炷

灸百壯乃助下焦陽虛退其陰寒次於三里二穴各灸三七壯治足胻冷亦引導熱氣下行故也遂處一方名既濟解毒湯

既濟解毒湯

黄芩酒炒　黄連酒炒　桔梗　連翹

歸身酒洗　大黄酒煨各一錢　生艸　柴胡各五

升麻七分

水二盞煎一盞徐徐溫服

論曰熱者寒之然病有高下治有遠近無越其制度以黄連黄芩苦寒酒製炒以為因用以瀉其上熱以為君桔梗甘艸

辛甘温上升佐諸苦葯以治其熱柴胡升麻苦平味之薄者陰中之陽發散上熱以為臣連翹苦辛平以散結消腫當帰辛温和血止痛酒煨大黄苦寒引苦性上行至巔驅熱而下以為使投劑之後腫消痛減大便利再服減大黄慎言語節飲食不旬日而愈

大頭瘟疫陽虛脈伏治驗

秋官陳同野元氣素弱脉細微而伏用參术芎帰升柴橘艸以升舉陽氣用牛蒡元參連翹桔梗以解熱毒一劑頓消而脉亦復矣設以脉微為純陰以腫為純陽葯之鮮有不誤者

大頭瘟疫貫仲解毒治驗

張孝廉後渠丁年患大頭疫頭大如斗不見項唇垂及乳色如肝紫昏憒不識人邀予診之其脉皆浮弦而數初以柴胡一兩黄芩元參各三錢薄荷連翹葛根各二錢甘草一錢服三劑寒熱甚脈弦減但洪大予知其傳於陽明也改以貫仲一兩葛根天花粉各三錢甘艸一錢黑豆四十九粒一劑腫消其半再劑全消漿粒不入口者二十餘日再與小柴胡湯二劑始納乾糕如指大者兩條次日進粥而漸平矣　孫東宿三吳治案

金谿令淨菴臧公太夫人年八十以季春眉壽連日演戲多食魚

腥蝦蟹偶發寒熱三日不退第四日左耳前後及頰車皆紅腫第五日右邊亦腫第六日腫及滿頭紅大如斗眼合無縫昏憒譫語粒米不進者八日舉家驚惶逆予為治診其脉六部皆洪數而長予曰此大頭疫也即以貫仲石羔各六錢紫胡葛根各三錢赤芍花粉各二錢甘艸一錢黑豆四十九粒水煎服之日進二貼脉始減半第九日方進粥飲半盃前葯除石羔又四貼而安是役也人皆為予危之以八十之尊年也予曰此疾為少陽陽明二經熱壅而然夫陽明多氣多血之經以高年故不敢用硝黃惟投以輕清解毒之劑使得微汗而解耳　三吳治案

瘟疫

巔頂起塊蒼术奏功治驗

江篁南治給事中游讓溪嘉靖壬子正月忽患大頭風証始自頸腫時師以為外感而誤表之繼以為内傷而誤補之面發赤三陽俱腫頭項如裂身多汗寐則譫語緜延三日喘咳勢急其親汪子際以橘皮竹茹湯繼以川芎茶調散合白虎湯去人參服一劑而減次日用前方去寒峻藥至晚漸定耳輪發水泡數箇餘腫漸消獨耳後及頰車久不散又次日以當歸六黃湯為主加散毒之藥延至二旬項巔有塊如雞子大突起未平及面頰餘腫未消有時頭痛大便稀溏時二月中旬江至診得左脉浮小而駃右脉浮大

近怏有勃勃之勢江按脉証當從火治以生黄芪八分白术薏仁各錢半茯苓片芩各八分生艸三分煎加童便次日脉稍平然而頰猶赤早間或覺痛蓋餘火未全殺也黄芪加作錢二分薏仁加作二錢頂塊漸小以後加生芪二錢更飲录豆湯童便五劑而愈

周氏集補時行瘟疫証治諸方

既濟解毒湯

黄連解毒湯俱見前

黄連阿膠湯見春温

黄連瀉心湯

黄連　生地　知母各半錢　生艸五分

水半盞煎八分温服

黄連龍骨湯　治腹痛咽痛體熱煩苦

黄連　黄芩　芍藥各八分　龍骨五分為末

水盞半煎八分服

黃連犀角湯　治狐惑

犀角磨冲三錢　黃連二錢　烏梅四枚　木香磨冲三分

水盞半煎八分入犀角木香汁和勻服

黑膏　治疫毒發斑嘔逆

生地　好豉各二兩六錢

猪膏十兩合煎令三分減一絞去滓取濃汁如膏入雄黃豆

大射香少許和勻分三服

犀角消毒湯　治毒氣發斑痛痒

犀角磨冲　牛蒡子炒　防風錢二　甘艸八分

荆芥一錢

每服三錢水煎入犀角

漏蘆湯　治藏府積熱發為腫毒時疫疙瘩頭面紅腫咽嗌堵塞水葯不下一切危惡疫癘

漏蘆　升麻　大黄　黄芩各一兩

藍葉　黒參各二兩

右六味為粗末每服二錢水一盞半煎至六分去滓温服腫熱甚加芒硝二錢半加生艸牛蒡子連翹更神

消毒丸　治時疫疙瘩惡証

大黃　牡蠣　殭蠶 炒各一兩

右為末蜜丸彈子大新汲水化下一丸無時

雄黃丸　治疫不相染

雄黃 研一兩　赤小豆 炒　丹皮　鬼箭羽 各二兩

共為細末煉蜜為丸如梧子大每日空心以溫水下五丸雖同牀共屋亦不相染

運氣五瘟丹

黃芩　黃柏　黃連　山梔

香附　紫蘇　大黄　艸稍

右七味生用於冬至日為末將大黄三倍煎滚湯去楂擣丸如雞子大硃砂雄黄為衣再貼金箔每一丸取泉水七碗浸化可服七人前葯乙庚年黄芩為君丁壬年山梔為君丙辛年黄柏為君戊癸年黄連為君甲巳年甘艸稍為君君者多一倍餘四味與香附紫蘇為臣者減半也　每年熱病改為小丸救人甚妙

大青丸　治時行瘟疫發熱上膈結熱

薄荷　梔子　黄連　黄芩各錢五

連翹六錢　甘艸三錢　大黃　白龍粉各八錢
右為末用青蒿自然汁為丸綠豆大雄黃為衣每服十丸白
湯送下

二黃湯　治大頭時疫
黃芩酒炒　黃連酒炒　生艸等分
每服五錢水盞半煎八分稍溫徐徐呷之

急救解毒丸　治時行疫氣咽喉腫痛項筋粗大舌強聲啞鼻
塞氣悶水藥難進危在須臾非此不救兼治頭面浮腫疙瘩
堅硬浸淫濕瘡耳內流膿眼弦赤腫口內糜爛等證

甘艸　桔梗各二兩　荆芥　防風

連翹　酒芩　酒連　酒大黄

薄荷　升麻各一兩　殭蠶　蒲黄

青黛　盆硝　射干各五錢

共為極細末羅淨以烏梅湯調柿霜和丸如圓眼大噙化煎湯亦可

神授香蘇散　治瘟疫

昔有城中大疫一白髮老人教富人合施病者皆愈疫鬼相顧曰此老教三人矣遂遁

紫蘇　香附醋製各二兩　陳皮去白一兩　甘艸五錢

為細末每服三錢水盞半煎七分温服

凡遇天行時氣恐其相染須遲出早入房中常焼蒼朮以避瘟邪之氣鼻孔塗雄黄口中嚼大蒜冣良

周禹載曰老君神明散東坡聖散子等方皆一派辛熱燥烈有毒之藥全無扶正驅邪逐穢解毒之品不知醫書何以列之疫條必係後人僞托學者慎勿狥名妄用害人不淺虞天民辨之冣詳不可不知　虞天民有蒼生司命四本

新增時行瘟疫証治方

黑奴丸　治時行熱病六七日未得汗脉洪大或數面赤目瞪身體大熱煩躁狂言欲走大渴甚又五六日以上不解熱在胸中口噤不能言為壞病醫所不治使心下猶暖撥開其口灌藥下咽即活兼治陽毒及發斑

黄芩一两　釜底煤一两即百艸霜研　大黄一两二分或作二两

芒硝一两　竈突墨一两研　梁上塵一两

小麥奴一两　麻黄去節泡一二沸焙乾三两

右藥為極細末蜜丸彈子大以新汲水三合研下一丸渴者

但與冷水盡豆飲之須臾當寒〻竟汗出便差若日移五尺不汗依前法再服一丸差即止須微利也此藥須病人大渴倍常躁盛者乃可與之若小渴者強與之反為禍耳

小麦奴者小麦未成熟時叢中不成麦捻之黑勃者是也無此亦得麗安時云如無即以小麦炒黑攤地上出火毒用之

按此方即千金麦奴丸本治傷寒五六日以上不解云為壞病活人兼治時行熱病及陽毒發斑汪氏苓友謂治火逆更神以火逆受火之餘毒凡釜底煤竈突墨等藥以類從治尤

消斑青黛飲　治邪熱傳裡々寔表虛血熱不散熱氣乘于皮膚而為斑也輕則如疹子重則如錦紋重甚則斑爛皮膚或本屬陽証誤投熱葯或當下不下或下後未解皆能致此不可發汗重令開泄更加斑爛也斑之方萌絶類蚊跡發斑多現于胷腹蚊跡只在于手足凡汗下不解足冷耳聾煩悶欬嘔便是發斑之候

黃連　甘艸　石羔　知母

柴胡　元參　生地　山梔

犀角　青黛水飛　人參

大便寔去人參加大黄
加姜一片大棗二枚槌法臨服入苦酒一匙調服
升陽散火湯　此湯治法詳見一大例中
黄連解毒湯
三黄石羔湯　俱詳一大例中
張石頑三黄石羔論曰寒能制熱故用石羔苦能下熱故用芩連梔柏佐以麻黄淡豉之發散者以温熱至深表裡俱寔降之則鬱揚之則越鬱則温熱猶存故兼之以發揚則炎炎之勢皆燼矣此內外分解其勢乃兵之分擊也

補遺方　芳田增入

補中益氣湯　治内傷勞倦耗氣及勞力感寒

黄芪酒炒一錢熱甚倍用　人參三分有嗽去之氣虛者可加至一錢　炙艸五分可加至一錢

白术三分可加至五分若脇痛者有瘀血也須生用　當歸土炒　橘皮

升麻　柴胡各二分可加至三分

右水煎食遠稍熱服　孫真人云人參用井水煎服之無效

宜用長流水煎

黄連橘皮湯　治陽毒發斑

黄連一錢酒洗　橘皮去白　麻黄去根節泡　葛根酒洗

杏仁去皮尖研　枳實炒各五分　厚朴姜製　炙艸各三分

右水煎冷服

代抵當湯丸　治畜血

大黃四兩酒洗　芒硝一兩　桃仁六十粒炒研　生地

歸尾酒洗　穿山甲蛤粉炒各一兩　桂三錢至五七錢

右極細末蜜丸梧子大血在上焦丸芥子大臨服去枕仰卧以津嚥之令停喉下搜逐膈上之瘀中焦食遠下焦空心俱梧子大以百勞水煎湯下如血老成積攻之不動去地歸加廣茂一兩倍肉桂或煑湯和滓服之尤效

妊娠忌半夏用醋製則不妨

二陳湯　治痰飲宿食固結

陳皮去白脇下引痛醋炒乾欬用蜜製　半夏姜汁製熱痰竹瀝製妊娠惡阻醋製

茯苓停飲心悸桂枝煎酒製各二錢　甘草痞脹砂仁汁製一錢

生姜七片欬逆痰結用蜜煎　烏梅肉一枚瀉利炒焦

右水煎熱服

金匱竹葉湯　即竹葉防風湯　治產後中風發熱面正赤喘而頭痛

竹葉五十瓣　葛根二錢　桂枝　防風

桔梗　炙草　人參各一錢　生姜五片

大棗五枚

右水煎溫服覆取微汗

頸項強加附子嘔者加半夏

四君子湯　治氣虛

人參　吐血用秋石或青鹽製瀉利不止土炒嘔逆姜製一錢五分虛甚者倍用

白朮　脾胃虛飯上蒸數次用瀉利土蒸炒焦濕痰姜汁拌生用燥欬或便難蜜水拌蒸透

茯苓　小便不利肉桂酒拌胃燥而豈腸人乳拌蒸吐痰嘔逆姜汁拌

甘草　補虛炙用痞滿砂仁汁製嘔吐姜汁製小水不利生用各一錢

右水煎食前熱服

四物湯　治血虛

熟地（血熱换生地）當歸（各三錢大便不寔用土炒）

白芍（泄瀉腹痛用桂酒炒失血用醋炒）川芎（各二錢血逆童便浸）

右水煎臨卧熱服先服後食勿過飽

加烏藥香附甘草名四烏湯

合理中去地朮加茯苓名增損四物湯（再加柴胡治胎前發熱）

换赤芍加三稜蓬朮肉桂乾漆灰名加減四物湯虛人血結

多加人參少佐生附仍用白芍

合小柴胡湯名柴胡四物湯

參胡芍藥湯　治餘熱未除

人参　柴胡　黄芩酒洗　知母酒洗炒
枳殼炒各一錢　芍藥酒洗二錢　麥冬　生地各錢半
炙艸五分　生姜三片
右水煎溫服
参胡溫膽湯治過經不解嘔而痞悶
人参　柴胡　茯苓　橘皮各錢半
炙艸六分　半夏姜製　枳實炒各一錢　生姜三片
右水煎溫服
嚴氏紫蘇飲　治胎前感冒發熱胎氣不和

紫蘇　芍葯酒洗大便不寔酒炒　當歸各一錢　炙艸

川芎酒洗　陳皮各八分　人參一錢虛者倍　腹皮薑湯泡洗一錢虛者酌用

生姜五片　葱白一莖

右水煎空心温服

傷風去腹皮加香豉　胎動不安為熱加黄芩白朮

胎不運動為寒加木香砂仁

如聖飲　治剛柔二痓

羌活　防風各半錢　川芎　白芷

柴胡　炙艸　當歸　白芍

烏葯　半夏薑汁　黄芩錢各一　生姜三片

柔痓有汗加白朮桂枝剛痓無汗加麻黄蒼朮口噤咬牙大

便寔者加大黄利之

右水煎去滓臨服加姜汁竹瀝温服無時

羌活勝濕湯　治風濕上甚項強頭痛

羌活〃　獨活酒洗　防風　川芎酒洗

藁本酒洗　蔓荊子碎　炙艸錢各一　生姜一片

右水煎温服緩取微似汗速則風去濕不去也

寒濕腰以下重加附子防巳或身重腰沉〻然加二妙

本方去獨活川芎蔓荆甘草加升柴蒼朮名除風濕羌活湯

當歸活血湯　治夾血如見祟狀血在經絡者

當歸三錢　赤芍酒洗　桂心各錢半　茯苓

枳殼　柴胡八　甘草五分　炮姜四分

紅花二分　桃仁二十粒同乾漆灰炒去漆灰研　生地錢半酒浸搗爛

右除地黃水煎去滓入地黃煎數沸臨服加陳酒不應加穿山甲末五分又不應加附子三分實熱難用附子者入酒大黃錢許

節庵逍遙湯　治陰陽易

人參二錢　知母錢半　黃連五分　生草一錢

滑石六錢　生地錢半　柴胡　犀角鎊一

竹茹五分陽縮入服倍用　韭根一把　生姜三片　大棗三枚

右水煎去滓臨服入燒裩襠末錢半調服有粘汗出為效不汗再服小水利陰頭腫即愈　有宿食石硬加大黃

按陰陽易雖少陰受病乃暴受邪熱所致故宜苦寒之劑以瀉之非腎氣素虛合用溫補之謂

去血過多因而燔涸病急只得以此

生地黃黃連湯　治婦人血風崩漏燔熱不除循衣撮空閉目不省人事或揚手擲足錯語失神脈弦浮而虛

降血中伏火耳

生地酒浸或搗汁　當歸　川芎各二錢　白芍酒洗

黃連酒蒸　黃芩酒炒　山梔薑汁炒黑各八分　防風酒潤三錢

右水煎，徐徐呷之。服寔可加酒大黃。石頑有去芩防加人中黃芩冬酒大黃桒

七味涼血藥中，獨用防風一味，以升散風熱而治崩淂力全

在乎此，以防風為風藥中潤劑也

神朮湯　治內傷冷食外感風寒

羌活　蒼朮泔浸炒各三錢　藁本　川芎

白芷各錢半　細辛五分　炙艸一錢　蔥白二莖

生薑三片　右水煎熱服，覆取微汗

十神湯　治時疫感冒頭痛如破

紫蘇　葛根各錢　麻黄去根節泡　升麻

川芎　白芷各八　陳皮　甘州

白芍作赤芍誤　香附姜汁拌各六分碎　生姜五片　葱白三莖連鬚

右水煎熱服無時温覆取微汗

張石頑曰此方出香蘇散專主解利陽明非時不正之氣其太陽經傷寒發熱禁用以中有升葛恐引邪入犯陽明也今世用治寒疫但六經証不顯者揔以此湯疎表利氣而元氣虛人蒙害不少矣

清熱解毒湯　治瘟疫大熱

黄連酒洗　黄芩酒洗　生地　白芍酒洗

人参各三錢　石羔　知母各二錢　甘艸錢半

羌活二錢　升麻　葛根各一錢　生姜三片

右水煎日三夜二服

赤茯苓湯　治傷寒停水嘔噦

人参　赤苓各一錢　白朮姜汁拌生用　半夏姜汁炒

川芎各五分　陳皮一錢　生姜三片

右水煎不拘時服

附子散　治陰毒傷寒脣青面黑

炮附子七錢半　桂心　當歸　白朮各五錢

炮姜　半夏姜製各二錢半

右為散每服三錢加生姜三片水煎去滓不拘時温服暖覆取汗如人行十里許未汗再服

霹靂散　治陰盛格陽躁渴欲飲水而不能嚥

炮附子末五錢　真臘茶半錢

右分二服水煎去滓入蜜少許放冷服之須臾躁止得睡汗出即差

羌活附子散　治腎虛肝火上逆呃逆陰躁

羌活　炮附　茴香微炒各半兩　木香一作丁香

炮姜各一錢　右為末每服二錢入鹽一捻水煎溫服

稀涎散　治中風不語牙關緊急痰厥昏迷

牙皂四莢去弦皮子　明礬半兩半生半枯

右為末溫水調下半錢匙少頃鵝翎探吐之

鹹能軟垢辛能利竅故用礬石之鹹澀以消痰涎牙皂之辛苦以搜風祕因其無形之風挾有形之痰膠結不散用此二物俾涎散而風解真奪門之兵也　張石頑論

千金勞復麥門冬湯　治起居不時虛熱發渴喘嗽氣乏

人參　麥冬　炙甘草　粳米

大竹茹　京棗　水煎温服

香殼散　治虛人畜血暴起胷脅或少腹作痛

香附三錢姜汁拌　枳殼炒二錢　青皮炒　陳皮

烏藥生用　赤芍　蓬朮醋炒各一錢　歸尾三錢

紅花五分　甘草生三分炙二分

右水酒各一盞煎成去滓加童便空心服不應加延胡索山甲有外感表邪去青皮加桂枝羌防

黄連犀角散　治狐惑咽乾聲嗄虫蝕于陰為狐蝕于喉為惑

黄連一錢五分酒蒸　犀角三錢　木香三分　烏梅三枚

右水煎去滓温服　蝕于下部加槐子桃仁煎服

導痰湯　治傷寒挾痰發熱

陳皮　半夏姜製　茯苓各錢　炙艸一錢

枳實炒一錢　胆星一錢　生姜五片　水煎温服

加參朮芩連姜仁桔梗大棗姜汁竹瀝名加味導痰湯若痰熱而粘去參朮痰冷而清去芩連年力壯盛先用稀涎散後服此湯

李東垣清心涼膈散

連翹 梔子 薄荷 黃芩

甘艸 桔梗 竹葉 水煎服

四順清涼飲 治血燥內熱大便不通

大黃酒蒸 歸身酒洗 白芍 炙艸

水煎 加薄荷十葉

蘆根湯千金方 治傷寒病後嘔噦不下食

蘆根降伏火利小水 竹茹除胃熱清燥金 生姜驅寒飲散逆氣 粳米和胃

潑火散 治中暑昏迷不省人事欲死者并治傷暑煩躁口苦

舌乾頭痛惡心不思飲食及血痢

黄連　赤芍　青皮　地榆

等分為散每服三錢漿水調服血痢水煎服

疫瘧截以不二方見瘧門

紫荆皮

芥茶葉治心[illegible]瘟

五葉藤腦　見腫消艸　發頤圍葯用

合歡皮斂肺癰即黄芪皮非烏絨樹皮也

不二飲　一切新久瘧疾截住如神　常山　檳榔雌者爲檳力小形尖　雄者爲榔力大形圓　一雌一雄重若干　餘葯各若干　知母　貝母　粗末之每八錢酒一鍾煎至八分過熟則不効露一宿臨發日五更温服勿令婦人煎葯

五靈脂丸　白檀香三兩　橘葉末三兩　五靈脂一兩半酒淘澄淨蜜丸

三吳地偏東南，又瀕于海，居溫帶之中，故水日之氣相搏，故患病多溫熱。前人書論治斯證者無慮數十家，雖純駁不一，而各有心得。近世醫日多日襍，如昔人之用心者實尠能之。松心繆先生，乾隆旹吳中名醫也，嘗彙西昌喻氏以下各家論溫熱治法，反復參攷而折其中，成《溫熱朗照》八卷，世無刊本。徐澹庵先生於其家見之，稱為濟人真寶，此即徐題本也。姊夫李彤伯亦精醫，其學即傳諸徐氏。乙酉

春余方覓三龕碑不獲彤伯有舊藏本遂與相易而墨其後　元和管禮耕識于操斆齋